居家康复指导丛书

# 孕妇及产后居家康复指导

丛书主编　燕铁斌
主　　编　郑停停
副 主 编　林瑞珠　黄宝琴

电子工业出版社
Publishing House of Electronics Industry
北京·BEIJING

未经许可,不得以任何方式复制或抄袭本书之部分或全部内容。
版权所有,侵权必究。

图书在版编目(CIP)数据

孕妇及产后居家康复指导 / 郑停停主编. —北京:电子工业出版社, 2020.12
(居家康复指导丛书)
ISBN 978-7-121-40135-0

Ⅰ. ①孕… Ⅱ. ①郑… Ⅲ. ①孕妇-妇幼保健②产妇-妇幼保健 Ⅳ. ① R715.3

中国版本图书馆 CIP 数据核字 (2020) 第 240927 号

责任编辑:汪信武
印　　刷:中国电影出版社印刷厂
装　　订:中国电影出版社印刷厂
出版发行:电子工业出版社
　　　　　北京市海淀区万寿路 173 信箱　　　邮编:100036
开　　本:720×1000　1/16　印张:13　字数:212 千字
版　　次:2020 年 12 月第 1 版
印　　次:2020 年 12 月第 1 次印刷
定　　价:86.00 元

凡所购买电子工业出版社图书有缺损问题,请向购买书店调换。若书店售缺,请与本社发行部联系,联系及邮购电话:(010)88254888,88258888。
质量投诉请发邮件至 zlts@phei.com.cn,盗版侵权举报请发邮件到 dbqq@phei.com.cn。
本书咨询联系方式:QQ 20236367。

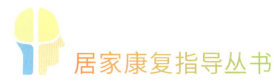

## 《孕妇及产后居家康复指导》编委会名单

主　编　郑停停
副主编　林瑞珠　黄宝琴
编　者　（以姓氏笔画为序）
　　　　王曼华　（上海瑞慈水仙妇儿医院）
　　　　庄　洁　（上海体育学院）
　　　　刘晓英　（中山大学附属第六医院）
　　　　刘晓晖　[木棉花生殖专科门诊（原广东省第二人民医院）]
　　　　杨肖嫦　（中山大学附属第三医院）
　　　　林瑞珠　（宁夏医科大学总医院）
　　　　周兰萍　（中山大学附属第六医院）
　　　　郑停停　（中山大学附属第六医院）
　　　　陶　炯　（中山大学附属第三医院）
　　　　黄宝琴　（中山大学附属第三医院）
　　　　曾帅辉　（中山大学附属第三医院）
　　　　廖英桃　（中山大学附属第三医院）
　　　　樊美琼　（中山大学附属第六医院）

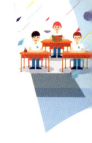

# 总　序

现代康复医学起源于 20 世纪 40—50 年代，那时的世界正处于动荡期，战争及其随后爆发的各类疾病给人类带来了巨大的伤害！即使医护人员全力救治，也只能留住患者的生命，大量生存者遗留了各种身心方面的功能障碍，严重影响了病、伤、残者正常回归家庭和社会。因此，医疗先驱们在救治病伤员的同时，开始关注救治对象的功能恢复和改善，并积极尝试采用不同的治疗方法，以期最大限度地帮助患者正常回归家庭和社会。为此，催生了一门新的临床医学学科——康复医学（rehabilitation medicine）。

进入 21 世纪以来，随着全球经济的发展，国际康复医学进入了发展的"快车道"，与临床各学科相互渗透、融合，涉及几乎所有疾病的全过程，从发病早期就介入的重症康复，到疾病恢复期的社区康复和居家康复，以及生命终结期的康复（国内称之为"临终关怀"），可谓是全生命周期的覆盖了。

对比西医，中医康复的理念历史悠久。早在 2000 多年前的《黄帝内经》中就提出了今天神经康复领域中推崇的"阴阳平衡"理念；而《吕氏春秋》中提到的"流水不腐，户枢不蠹"的动静结合观点，更是对今天"生命在于运动"的完美诠释。但从理念和体系上与西方医学模式比较一致的现代康复，则起源于 20 世纪 80 年代中期。其里程碑标志是当时的卫生部要求在全国高等医学院校的临床医学专业中开设康复医学课程，普及现代康复医学知识。彼时，各类《康复医学》教材及书籍成了普及现代康复医学的最好载体。

进入 21 世纪后，特别是"十三五"规划以来，随着国内经济的发展、全民医疗的实现，以及慢性病、老年人口的增加，康复对象不断增多，康复市场不断拓展。而党和各级政府对康复的重视，进一步推动了国内康复的全面提速发展。此外，分级诊疗模式下的医院 - 社区 - 居家康复一体化的出现，使得康复理念已经开始从医院延伸到社区、家庭。患者及其家属

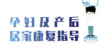

越来越不满足传统的院内康复,渴望能了解康复、参与康复。因此,迫切需要一些能指导病、伤、残后康复的专业知识科普化的书籍。

为了适应当前急需了解康复知识的市场需求,在电子工业出版社有限公司的大力支持下,我们组织了国内一批从事临床康复的专家,编写了这套《居家康复指导丛书》。本套丛书的编写宗旨一是普及康复理念,让患者及其家属能比较容易地找到适合自己病情的康复方法;二是介绍一些常用的可以在社区及家庭开展的适宜康复技术,方便患者及其家属在社区和家庭开展自我康复。

本套丛书在内容编排上力求文字简洁,通俗易懂。为了方便家庭使用,每本书还尽可能配了一些简单易学的插图;同时,采取的是一本书针对一种(类)疾病的居家康复,希望每一本书都能成为一个独立的家庭康复医生。

将专业人员容易理解的枯涩的专业知识转化为普通群众(病患者及其家属)易于理解,且在家中可以为其提供指导的科普康复书籍,并非容易之举!远较编写学术专著更难。本套丛书从选题到定稿历时2年,后续还将根据临床需要推出新的分册。丛书的读者对象主要为病、伤、残者及其家属,同时也可以作为社区医护人员了解康复的入门读物。

虽然各分册主编及全体参编专家竭尽所能用通俗易懂的语言来介绍专业知识及技术,但仍恐遗留不足,尚祈读者阅读时不吝赐教,以便再版时修订。

最后,感谢参加本套丛书编写的全体专家及工作人员为本套丛书的顺利出版所付出的辛勤劳动。

谨以此为序!

中山大学孙逸仙纪念医院

2019年5月

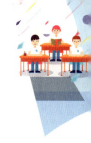

# 前　言

孕产康复是近年来越来越被关注的一个领域。随着我国经济建设的发展，女性在社会当中的角色不亚于男性，同时还担负着生儿育女的重担。随着人们生活质量的提高，对身心健康的概念越来越明晰，特别是在"人人享有健康"的指导思想下，女性在孕产期的健康更是得到了诸多的关注。

孕期及产后的女性在生理、功能及心理上都有别于一般人群，随着孕育过程的发展，经常会有各种身体上的疼痛和不适。例如孕早期的尿频、呕吐、疲劳；孕中晚期的下腰背部疼痛、肩颈疲劳、下肢水肿、盆底松弛、漏尿、便秘；孕期的体重改变与心理改变；产后的腰背疼痛、腹部松弛、关节疼痛、体形改变等。这些功能及生理上的不适可以通过有针对性的、有效的行为习惯管理及运动康复技巧来缓解和改善，为女性顺利度过孕产期保驾护航。

本书是在医学知识的基础上，以通俗易懂、图文并茂的方式介绍孕期及产后女性的相关特征与处理方法。孕期篇章介绍产前检查与孕期保健的相关指引，对孕期体重管理也给出了科学的指导，特别是对孕期营养的建议有专门的章节介绍，对大多数女性来讲孕期是否可以运动？如何运动？运动是否可以缓解和预防疼痛？在本书中都有详细的解答，并配以可执行的示范动作图；产后篇章则是针对产后女性生理功能恢复方面给出系统的、专业的居家康复解决方案。首先让产后女性了解自己的身体有哪些变化，如何保护及促进生理功能的恢复，然后对产后个人卫生管理、哺乳的技巧与护理、盆底功能的训练、产后腹部修复及骨盆疼痛的居家康复方法、产后体重管理与营养控制、产后体形修复的运动方案等做了详尽的介绍；最后一个篇章是关于孕产期女性心理特征的介绍，通过类似科普常识的方式讲解了孕产期女性的心理特点，以期指导和协

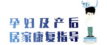

助孕产妇能居家自我调整心理状态。

本书作为居家康复指导丛书之一，意在指导孕产妇通过书中的各阶段知识点及简单易行的康复方式来缓解自身的问题，学以致用，以科学的手段帮助孕产妇缓解疲劳、疼痛、提高孕产期女性身体素质，使其顺利地度过孕产期。而对孕产康复感兴趣的医护人员、医学院校的学生及专门从事孕产运动训练的健身教练来说，本书也具有一定的指导意义。

本书的完成得益于燕铁斌教授及王于领教授的大力支持与推荐，同时在编写过程中也得到了各位编者的大力支持，以及书中手绘配图的作者谢小婷同学和为配图而做示范动作的各位模特。谨在此一并表示衷心的感谢！

由于编者水平有限，书中难免有错误之处，敬请读者批评指正。

2020 年 6 月

# 目　录

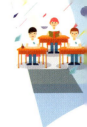

**① 第一章　认识女性的身体**

**第一节　女性的身体结构及生理变化** ……………… 1
　　一、女性的身体结构 ……………………… 1
　　二、女性的生理变化 ……………………… 3
**第二节　孕期女性的身体变化** ……………………… 4
　　一、生殖系统的变化 ……………………… 4
　　二、乳房的变化 …………………………… 6
　　三、血液的变化 …………………………… 6
　　四、循环系统的变化 ……………………… 6
　　五、消化系统的变化 ……………………… 7
　　六、呼吸系统的变化 ……………………… 7
　　七、泌尿系统的变化 ……………………… 7
　　八、内分泌系统的变化 …………………… 8
　　九、皮肤的变化 …………………………… 9
　　十、新陈代谢的变化和矿物质代谢的变化 ………… 9
　　十一、骨骼、关节和韧带的变化 ……………… 10

**② 第二章　孕前、孕期保健和产前检查**

**第一节　孕前、孕期保健** …………………………… 11
　　一、孕前保健 ……………………………… 11
　　二、孕期保健 ……………………………… 12
　　三、孕期常见病症及处理措施 …………… 12
**第二节　产前检查** …………………………………… 14

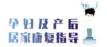

  一、产前检查的时间与次数 ……………………………… 14
  二、孕期注意事项 ………………………………………… 17
  三、医院相关孕妇课程 …………………………………… 18

## 3 第三章 孕期饮食与营养

### 第一节 孕期的生理特点与代谢变化 …………… 19
  一、孕期消化功能的改变 ………………………………… 19
  二、孕期血液容积及血液成分的改变 …………………… 19
  三、孕期代谢的变化 ……………………………………… 19

### 第二节 孕期营养素的需求与营养不良的影响 ……… 20
  一、孕期营养素的需求 …………………………………… 20
  二、孕期营养不良的影响 ………………………………… 23

### 第三节 孕期膳食指南与食谱推荐 ………………… 25
  一、孕早期膳食指南 ……………………………………… 25
  二、孕早期膳食要点及食谱举例 ………………………… 25
  三、孕中、晚期膳食指南 ………………………………… 26
  四、孕中、晚期膳食要点及食谱举例 …………………… 27

### 第四节 孕期糖尿病的饮食指导 …………………… 29
  一、孕期糖尿病饮食原则 ………………………………… 29
  二、孕期糖尿病饮食技巧 ………………………………… 31
  三、孕期糖尿病常见的饮食误区 ………………………… 32
  四、孕期糖尿病饮食食谱推荐 …………………………… 32

### 第五节 孕期体重管理 …………………………………… 34

## 4 第四章 孕期身体管理与运动康复指导

### 第一节 孕期和产后运动的基本原则 ……………… 37
  一、孕期运动的好处 ……………………………………… 37

二、产后运动的好处……………………………………… 37
　　三、运动的建议…………………………………………… 38
　　四、运动前的准备………………………………………… 38
　　五、运动禁忌……………………………………………… 39
　　六、停止运动的时间……………………………………… 40
　　七、孕期不安全的姿势和运动　………………………… 40
　　八、孕期运动建议………………………………………… 42
　第二节　孕早期的运动（孕 0~16 周）………………… 43
　　一、孕妇的身体变化……………………………………… 43
　　二、正确的姿势评估……………………………………… 44
　　三、正确的身体结构排列、呼吸、核心连接…………… 45
　　四、改善姿态的运动及注意事项………………………… 57
　第三节　孕中期的运动（孕 17~28 周）………………… 64
　　一、孕妇的身体变化……………………………………… 64
　　二、运动时的注意事项…………………………………… 64
　　三、孕中期的运动方式与技巧…………………………… 65
　第四节　孕晚期的运动（孕 29 周至分娩）…………… 74
　　一、孕妇的身体变化……………………………………… 74
　　二、孕晚期的运动方式与技巧…………………………… 75
　第五节　产前准备………………………………………… 82
　　一、有关分娩的知识……………………………………… 82
　　二、产前的运动方式与技巧……………………………… 82

## 5 第五章　产后女性身体的改变

　　一、乳房胀痛……………………………………………… 85
　　二、子宫复旧……………………………………………… 86
　　三、腹直肌分离与腹壁松弛、妊娠纹…………………… 86

四、腰椎骨盆不稳、骶髂关节紊乱……………………  88
　　五、盆底功能障碍性疾病………………………………  89
　　六、耻骨联合综合征……………………………………  92
　　七、体质、体能下降……………………………………  92

**6 第六章　产后哺乳功能与乳腺管理**

**第一节　产后女性乳房的特点与功能**……………………  94
　　一、乳房的解剖…………………………………………  94
　　二、乳腺的生理功能……………………………………  94
　　三、母乳的营养…………………………………………  95
　　四、母乳喂养……………………………………………  97

**第二节　正确的哺乳规律**…………………………………  98
　　一、哺乳的时间…………………………………………  98
　　二、哺乳小技巧…………………………………………  98

**第三节　正确的哺乳姿势**…………………………………  99

**第四节　哺乳期乳房的护理**……………………………… 100
　　一、乳房清洁工作……………………………………… 101
　　二、定时哺乳，定时排空乳房………………………… 101
　　三、哺乳期乳房的自我检查…………………………… 101
　　四、哺乳期内衣、乳罩的选择………………………… 102
　　五、母乳喂养中常见的问题及处理…………………… 102

**第五节　哺乳期乳房的按摩与运动保健**………………… 104
　　一、他人按摩乳房……………………………………… 104
　　二、自我按摩乳房……………………………………… 106

**7 第七章　产后盆底功能管理**
　　一、概述………………………………………………… 108

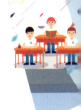

　　二、盆底肌的定位方法………………………………… 110
　　三、盆底肌锻炼：从放松到加强强度………………… 111

## 第八章　产后腹部管理

### 第一节　产后腹部改变特征………………………… 116
　　一、腹部皮肤色素沉着………………………………… 116
　　二、产后腹部松弛……………………………………… 116
　　三、妊娠纹……………………………………………… 117
　　四、产后腹直肌分离…………………………………… 117
　　五、产后腹部瘢痕……………………………………… 118

### 第二节　产后腹部居家康复指导…………………… 119
　　一、去除皮肤色素的方法……………………………… 119
　　二、促进紧致腹部的方法……………………………… 120
　　三、预防与消除妊娠纹的方法………………………… 122
　　四、预防与促进腹直肌分离恢复的方法……………… 123
　　五、预防与消除产后腹部瘢痕的方法………………… 124

## 第九章　产后骨盆疼痛管理

### 第一节　产后骶髂关节疼痛的康复指导…………… 125
　　一、预防为主，注意日常行为习惯…………………… 126
　　二、居家康复，有目的地锻炼相关部位……………… 128

### 第二节　产后耻骨联合疼痛的康复指导…………… 132
　　一、预防为主，注意日常行为习惯…………………… 133
　　二、居家康复，有目的地锻炼相关部位……………… 133

## 第十章　产后日常生活护理

### 第一节　顺产分娩后的护理………………………… 136

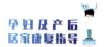

　　一、恶露……………………………………………… 136
　　二、产后子宫收缩痛………………………………… 136
　　三、会阴部的护理…………………………………… 137
　　四、及时排尿………………………………………… 137
　　五、产后早期活动…………………………………… 138
　第二节　剖宫产分娩后的护理……………………… 138
　　一、生命体征的监测………………………………… 139
　　二、尿管的护理……………………………………… 139
　　三、腹部伤口护理…………………………………… 139
　　四、术后镇痛的护理………………………………… 140
　　五、剖宫产术后活动………………………………… 140
　　六、剖宫产后的饮食………………………………… 140
　第三节　产后卫生注意事项………………………… 141
　　一、环境卫生………………………………………… 141
　　二、个人卫生………………………………………… 141
　第四节　产后性生活的注意事项…………………… 143
　　一、注意保持生殖器官卫生………………………… 143
　　二、产后性生活时动作应尽量轻柔………………… 144
　　三、注意产后避孕…………………………………… 144

## 11 第十一章　产后饮食与营养
　第一节　产后饮食调养的原则及饮食禁忌证……… 145
　　一、产后饮食调养的原则…………………………… 145
　　二、产后饮食的禁忌证……………………………… 146
　　三、产后饮食的几大误区…………………………… 147
　第二节　产后膳食指导与食谱举例………………… 148
　　一、中国哺乳期女性膳食指南　　……………… 148

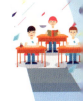

　　二、产后饮食指导………………………………………… 148

　　三、产后一日食谱举例…………………………………… 151

## 12 第十二章　产后体质、体能管理

### 第一节　产后体质管理………………………………… 152

　　一、体质的概念…………………………………………… 152

　　二、产后体质特点………………………………………… 152

　　三、产后体质测评………………………………………… 153

　　四、产后体质对日常生活的影响………………………… 158

### 第二节　产后体能管理………………………………… 159

　　一、体能的概念及构成要素……………………………… 159

　　二、产后体能特点………………………………………… 160

　　三、产后体能测评………………………………………… 162

　　四、产后体能训练………………………………………… 163

## 13 第十三章　产后居家运动康复指导

### 第一节　产后身体的变化与运动原则………………… 165

　　一、产后身体的变化……………………………………… 165

　　二、产褥期运动原则……………………………………… 166

　　三、产后运动的好处……………………………………… 166

　　四、产后运动的建议……………………………………… 166

　　五、产后运动注意事项…………………………………… 167

### 第二节　产后运动康复指导…………………………… 167

　　一、产后运动方式与技巧………………………………… 167

　　二、产后谨慎开始的动作………………………………… 174

　　三、产后有氧运动建议…………………………………… 179

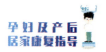

## 14 第十四章 孕产期各阶段的心理特点

### 第一节 围孕期心理准备 ………………………… 181
### 第二节 孕期心理特点 ……………………………… 182
一、孕早期心理特点 ………………………… 182
二、孕中期心理特点 ………………………… 183
三、孕晚期心理特点 ………………………… 184
### 第三节 产后心理特点 ……………………………… 184

## 15 第十五章 孕产期常见的心理问题及调适

### 第一节 睡眠障碍 ……………………………………… 186
一、睡眠障碍的原因 ………………………… 186
二、失眠的表现 ……………………………… 186
三、睡眠障碍的评估 ………………………… 187
四、失眠的调节 ……………………………… 187
### 第二节 产后抑郁 ……………………………………… 188
一、产后抑郁的原因 ………………………… 188
二、产后抑郁的表现 ………………………… 188
三、产后抑郁的评估 ………………………… 190
四、产后抑郁的治疗 ………………………… 192

# 第一章　认识女性的身体

## 第一节　女性的身体结构及生理变化

标准的女性身体是"前有胸，后有臀"，举手投足间无不展现着女性独有的魅力。与男性的身体相比，女性的身体结构及生理变化有哪些特点呢？

### 一、女性的身体结构

#### （一）女性的生殖器官

女性的生殖器官具备孕育新生命的功能，谓之"生命的摇篮"。它包括阴道、子宫、输卵管和卵巢。大家觉得子宫的形状是否像一个梳着辫子的小姑娘呢？

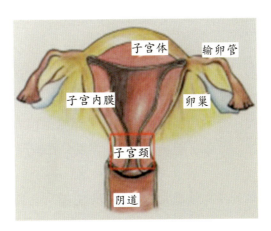

女性的生殖器官

### 1. 阴道

阴道是性交器官，也是经血的排出通道和胎儿娩出的通道。它呈上宽下窄的管腔，前与膀胱相邻，后与直肠紧密接触。阴道内有许多横行皱襞，由黏膜、肌层和纤维组织组成。阴道壁有较大的伸缩性。阴道壁内的血管丰富，所以，阴道损伤后容易出现血肿或者出血。

### 2. 子宫

（1）子宫呈倒梨形。成人子宫重50~70克，长7~8厘米，宽4~5厘米，厚2~3厘米。子宫腔的容积为5毫升左右。子宫的底部分别与左、右输卵管相通。子宫分为子宫体和子宫颈。子宫体呈上宽下窄，而子宫颈呈圆柱形。经阴道可以看到的子宫颈的一部分称宫颈阴道部。宫颈口连通子宫腔和阴道。

（2）子宫的组织结构有三层，即浆膜层、肌层和子宫内膜。子宫内膜受卵巢分泌的激素的影响，会发生周期性的剥脱出血，也就形成了女性的月经。

（3）子宫在盆腔内的正常位置依靠子宫韧带、盆底肌、筋膜的支持。它位于盆腔的中央，前有膀胱，后有直肠，两侧有输卵管和卵巢，下与阴道相通。若盆底组织结构和功能受到影响，均可导致子宫、膀胱和直肠脱垂。

### 3. 输卵管

输卵管是一对细长弯曲的肌性管道，全长8~14厘米。其内侧与子宫角相通，外端游离呈伞状，分为间质部、峡部、壶腹部和伞部。输卵管的作用包括拾卵、卵子与精子相遇结合、运送受精卵至子宫腔等。当输卵管出现堵塞时，可造成不孕。宫外孕常发生在输卵管峡部。

### 4. 卵巢

卵巢的作用是分泌女性激素、产生卵子并排卵，所以它具有生殖功能和内分泌功能。

（1）卵巢为一对扁椭圆形的性腺，左、右卵巢分别位于左、右盆

# 第一章　认识女性的身体

壁和子宫之间。青春期前卵巢表面光滑；青春期开始排卵，卵巢表面逐渐凹凸不平，卵巢大小约4厘米×3厘米×1厘米，重5~6克，呈灰白色；绝经后卵巢萎缩，变小、变硬。

（2）卵巢主要分泌雌激素、孕激素及部分雄激素，维持女性性征的发育；还分泌一些多肽激素、细胞因子和生长因子，参与下丘脑－垂体－卵巢轴的调控。

### （二）女性的乳房

乳房是女性第二性征的标志，它承担着人类繁衍生息的重任，是生命的源泉！乳房呈半球形，左、右各一个，位于胸大肌浅面，在第2~6肋骨之间。乳房由皮肤、纤维组织、脂肪组织和乳腺组成。乳头呈圆形突出，表面呈褐色，位于乳房的中心；乳头周围的褐色区域叫乳晕。

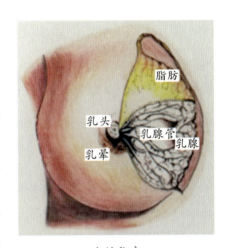

女性乳房

乳腺由15~20个腺叶和乳腺管组成。每个腺叶有独立的乳腺管，它们以乳头为中心，呈放射性排列。乳腺是许多激素作用的靶器官，在不同的年龄阶段，乳腺的生理状态在各种激素的影响下呈现出不同的变化，如产后乳房分泌乳汁等。

## 二、女性的生理变化

女性从胚胎到衰老的自然过程，与下丘脑－垂体－卵巢轴功能息息相关。女性根据其生理特点大概分为7个阶段：胎儿期（十月怀胎期间）、新生儿期（出生后4周内）、儿童期（4~12岁）、青春期（10~18岁）、性成熟期（19岁以后的大约30年）、绝经过渡期（开始出现绝经趋势到最后一次月经的时期）、绝经后期（绝经后的时期）。

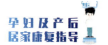

吾家有女初长成，就是指青春期女性的生理特征初显，表现为10岁左右乳房开始发育，历时3~4年，逐渐丰满成熟。规律的"大姨妈"是女性生殖功能成熟的重要表现，提示着女性可以肩负起为人类繁衍后代的重担了。

# 第二节 孕期女性的身体变化

怀孕是女性人生的幸福之一，但是，怀孕后体形的变化对于爱美之人却是一大苦恼。为什么会出现体形臃肿、皮肤变黄、满脸痘痘？让我们一起了解孕期女性的身体变化吧。

## 一、生殖系统的变化

### （一）外阴和阴道

怀孕后外阴皮肤增厚，色素沉着，组织松软，伸展性增加，有利于分娩时胎儿的通过。由于子宫增大，导致盆腔及下肢静脉血流受阻，易发生外阴及下肢静脉曲张。

阴道在怀孕后黏膜充血水肿，呈紫蓝色，阴道壁的皱襞增多，伸展性增加，有利于胎儿的娩出。阴道的乳酸含量增多，乳酸有自净功能，对抵御致病菌有一定的作用，当机体免疫力下降或阴道防御功能下降时，可能出现白带增多、外阴瘙痒等阴道炎性症状。

### （二）子宫

（1）怀孕后子宫的变化最大。在怀孕足月时，子宫体积可达35厘米×25厘米×22厘米，子宫腔的容积由非孕状态的5毫升左右增加至5000毫升左右，重量也增加约20倍。孕12周后，子宫增大，超出盆腔，在腹部可以触摸到。由于乙状结肠在盆腔的左侧，所以，孕晚期的子宫会向右轻度旋转。孕妇站立时，若腹壁松弛，对子宫的支持作用

第一章 认识女性的身体

减弱,可能形成悬垂腹;孕妇平躺时,子宫可压迫下腔静脉及腹主动脉,进而出现仰卧位低血压综合征。

孕 14 周后,子宫会出现生理性的收缩,表现为无规律、无疼痛感。子宫收缩时,子宫腔内压力低,持续时间较短,不会导致子宫颈口的开张及对胎儿的伤害。

胎儿-胎盘循环的建立,保证了胎儿生长发育的营养需求。孕期子宫的血管扩张、增粗,使子宫的血流量增加。孕早期子宫血流量约为 50 毫升/分,足月时子宫血流量为 450~650 毫升/分。子宫的肌纤维之间走行着大量的子宫螺旋动脉,所以,子宫收缩时血管被压迫,子宫血流量明显减少,这就是在分娩过程中宫缩过强导致胎儿宫内缺氧的原因;反之,若分娩后子宫收缩差,则可以导致产后出血,进而危及产妇的生命。

(2)子宫体和子宫颈之间的最狭窄部位是子宫峡部。怀孕后子宫峡部会逐渐被拉长变薄,由非孕状态的 1 厘米伸展至临产时的 7~10 厘米。子宫下段剖宫产切口位置就选择在子宫峡部上。

(3)孕早期的子宫颈逐渐变软,呈紫蓝色。子宫颈的主要成分是富含胶原的结缔组织。孕期的子宫颈处于关闭状态,分娩期在宫缩的推动下子宫颈口开始扩张,产后子宫颈口快速闭合复旧。若孕妇子宫颈功能不全,在孕期会因为子宫颈内口松弛扩张而导致流产、早产。

(4)产后子宫蜕膜会自然脱落,由于夹杂血液及白细胞等,也称恶露,持续 4~6 周可排除干净。

**(三)卵巢和输卵管**

怀孕后卵巢的排卵和新卵泡发育就会处于"歇业"状态。在怀孕的前 7 周,卵巢产生大量的雌激素和孕激素维持怀孕,在孕 10 周后,黄体功能由胎盘替代,卵巢黄体开始萎缩。所以,在孕早期有一少部分孕妇会出现卵巢囊肿,在孕 12 周后卵巢囊肿会自行消退,属于功能性黄体囊肿。输卵管在孕期变化不大。

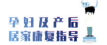

## 二、乳房的变化

怀孕后大量的雌激素、孕激素、催乳素及胎盘生乳素等刺激乳房的腺管和腺泡发育,所以在孕早期,孕妇会出现乳房胀痛、不适。随着怀孕时间的延长,乳头变大、变黑,乳晕颜色加深,散在的皮脂腺肥大,形成结节状突起(蒙氏结节)。孕晚期挤压乳房有少许淡黄色乳汁流出;胎儿、胎盘娩出后,体内雌激素、孕激素和胎盘生乳素水平迅速下降,在催乳素的作用下,乳房分泌大量的乳汁,进入哺乳期。育婴专家推荐母乳喂养,这样既有利于婴儿的营养保证和健康成长,也有益于产妇的康复。

## 三、血液的变化

为了保障胎儿的健康发育,血容量的增加是必需的。从孕 6~8 周开始血容量增加,至孕 32~34 周达到高峰,与非孕期相比,血容量平均增加了 30%~45%。血容量的增加包括血浆和红细胞的增加,以血浆增加居多,所以孕晚期容易出现生理性贫血。孕期的大部分凝血因子增加,可使血液处于高凝状态,有利于胎盘剥离面的血栓形成,减少产后出血。另外,血液中的白细胞增加,主要是中性粒细胞增多,这种生理改变,大可不必担心。

## 四、循环系统的变化

孕晚期子宫增大,膈肌上抬,导致心脏向左上前方移位。由于心脏血流量增加和流速加快,有少部分孕妇会出现心脏杂音,心率较非孕期增加 10~15 次 / 分,同时心排血量增加,所以,有基础心脏病的孕妇在孕晚期和分娩期容易发生心力衰竭!孕早、中期孕妇血压偏低,孕 24 周后血压会轻度升高,一般不会超过 140/90 毫米汞柱;若超过 140/90 毫米汞柱,则提示孕妇出现了孕期高血压综合征。

体位可以影响血压,在孕晚期不是想怎么休息就可以怎么休息的,因为平躺可以导致仰卧位低血压综合征。平躺(仰卧位)时,增大的子

第一章　认识女性的身体

宫压迫了下腔静脉，导致回心血量减少，心排血量下降，使血压降低，进而会出现胸闷、心悸和头晕等症状，这就是仰卧位低血压综合征。侧卧位可以解除子宫的压迫，增加血液回流，增加胎盘的血流，改善胎儿宫内缺氧的状态。

### 五、消化系统的变化

孕早期不少孕妇会出现恶心、呕吐、食欲不振、偏食及喜好酸味食物的症状，这就是早孕反应，在孕12周左右早孕反应会逐渐减轻或消失。但是有极少数孕妇恶心、呕吐的症状较严重，无法进食任何食物，甚至有可能威胁到自身健康，医学上称"妊娠剧吐"。孕期由于牙龈充血、变软，所以刷牙时容易出血；孕期的孕激素使平滑肌松弛，张力下降，所以会出现上腹部饱胀感和胃烧灼感；胆囊排空时间延长，胆汁淤积，所以在进食高脂食物及暴饮暴食时易诱发胆囊炎与胰腺炎；肠蠕动减弱，直肠静脉压增高，所以孕期可发生便秘和痔疮。

怀孕后子宫的增大推挤着腹腔内的空间，使胃肠道的解剖位置发生一定的变化，所以，孕期阑尾炎的表现、体征与典型的阑尾炎存在较大的差异。

### 六、呼吸系统的变化

虽然孕妇因子宫逐渐增大引起肋骨外展，膈肌上升，但胸腔总体积不变，所以气体交换无变化。呼吸次数变化不大，一般不超过20次/分。由于膈肌活动幅度减少，胸廓活动加大，以胸式呼吸为主。由于雌激素的影响，鼻咽和气管的黏膜增厚，有轻度充血水肿，易发生上呼吸道感染。

### 七、泌尿系统的变化

泌尿系统包括尿道、膀胱、输尿管和肾脏。在孕早期，子宫增大，膀胱受压，会出现尿频感。孕期孕激素增加，使泌尿系统的平滑肌张力

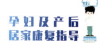

降低，输尿管蠕动减弱，尿液流速缓慢，再加上子宫对输尿管的压迫，容易导致肾盂积水；若孕妇抵抗力下降，容易出现泌尿系统感染。在孕晚期，由于膀胱受压与尿道压力的增加，孕妇还会发生尿失禁。

肾脏的血流量及肾小球滤过率在孕期增加，代谢产物如肌酐、尿素等排泄增多，所以，在临床检查中血清中的肌酐和尿素氮的浓度下降。由于肾小管对葡萄糖的滤过增加，而再吸收没有增加，所以尿液中可出现葡萄糖，若无糖尿病，为正常生理改变。

## 八、内分泌系统的变化

### （一）垂体

女性垂体前叶在孕期明显增大，比非孕期增大1~2倍。若孕妇在怀孕前患有垂体微腺瘤，在孕期要警惕因肿瘤增大而导致的头痛、视力下降等压迫症状。垂体分泌的促肾上腺激素、促甲状腺激素、催乳激素和黑色素细胞刺激素增多，而促性腺激素减少，使卵巢无卵泡发育，停止排卵。

### （二）甲状腺

在孕期，孕妇甲状腺组织增生，使甲状腺呈中度增大，血清中甲状腺激素水平从孕8周时开始增加，孕18周时达高峰，分娩后下降。由于雌激素刺激肝脏产生的甲状腺结合球蛋白显著增加，血液中游离的甲状腺激素并未增多，所以孕妇并无甲状腺功能亢进症的表现。若孕前孕妇的甲状腺功能减退症状没有控制好，可能损害胎儿的神经智力发育，增加流产、早产风险。

由于胎儿甲状腺在孕12~14周有聚碘功能，放射性 $^{131}I$ 可破坏胎儿的甲状腺，故孕期禁止做放射性 $^{131}I$ 功能检查。

### （三）肾上腺

怀孕后肾上腺皮质分泌的糖皮质激素增多3倍，但具有活性的游离皮质醇仅为10%，所以孕妇不会出现肾上腺皮质功能亢进的表现；醛固

## 第一章　认识女性的身体

酮增多 4 倍，但具有活性的游离醛固酮仅占 30%~40%，所以不会引起过多的水钠潴留；皮质分泌的睾酮略有增加，所以孕妇的阴毛和腋毛增多、增粗。

### （四）甲状旁腺

在孕早期，甲状旁腺水平降低，由于孕中、晚期血容量和肾小球滤过率增加及胎儿钙的运输，导致孕妇体内的钙浓度缓慢降低，使甲状旁腺水平逐渐回升，有利于胎儿钙的提供。

## 九、皮肤的变化

怀孕后孕妇的皮肤会有变化，表现为面部黄褐斑，皮肤变黑，乳头和腹白线及外阴处色素沉着，这是因为雌激素和孕激素有黑素细胞刺激激素效应，使黑色素增加导致。孕妇可不必担心，产后便会恢复美丽的面容哟！

妊娠纹是孕妇自豪的标志，第一胎的孕妇妊娠纹是深红色，产后妊娠纹变成白色。因为孕期增多的糖皮质激素分解弹力纤维蛋白使之变性，子宫增大，使皮肤张力增大，导致皮肤的弹力纤维断裂，出现深红色不规则的条纹；腹壁变得松弛，有不同程度的腹直肌分离，若产后产妇有营养、运动及康复治疗的保证，有望恢复至孕前状态。

## 十、新陈代谢的变化和矿物质代谢的变化

### （一）基础代谢率和体重

孕妇从孕 12 周后基础代谢率开始增高，到孕晚期可增高 15%~20%。怀孕期间孕妇的体重不断增加，包括胎儿、胎盘、羊水增加及子宫、乳房的增重及母体血容量、脂肪的增加等。孕前不同体重的孕妇在孕期体重增重的范围是不一样的，总体来说，体形越胖的孕妇在孕期体重的控制应更严格，推荐孕前正常体重的孕妇单胎妊娠在孕早期体重增长 0.5~2 千克，妊娠中、晚期每周增长 0.36~0.45 千克，整个孕期增重

11.4~15.9千克。

孕期胰岛素分泌增多，而胎盘产生的胰岛素酶、激素等对胰岛素的抵抗导致胰岛素分泌相对不足，而这种胰岛素抵抗作用在孕晚期开始出现，所以孕期容易发生糖尿病。

### （二）脂肪代谢

孕期能量消耗多，孕妇的脂肪积存多，糖原储备减少；同时，肠道吸收脂肪的能力增强，血脂较孕前状态增加50%；孕期的生理性血脂水平升高，为孕期及产后的能量消耗做好准备。

### （三）蛋白质代谢

孕妇对蛋白质的需求明显增加，为了保障宝宝的生长发育，以及满足子宫、乳房的增大，孕妇的体内必须储备足够的蛋白质。若蛋白质的储备不足，血浆蛋白减少，组织间液增加，会导致水肿的发生。

### （四）矿物质代谢

孕妇对铁的需求增加，平均每天需要6~7毫克。一般饮食中的含量为10~12毫克。尽管孕晚期的肠道吸收率增加到40%，但是仍有大部分孕妇的体内铁储备无法满足孕妇机体的需求，进而导致孕妇缺铁性贫血。按照我国缺铁性贫血的标准，血红蛋白低于110克/升为贫血，所以建议孕妇适当补充铁剂。另外，胎儿生长发育需要大量的钙，每天钙的需求量达1500毫克，建议孕妇适当补充钙剂。孕妇补钙对预防孕期高血压有一定的帮助。

## 十一、骨骼、关节和韧带的变化

胎盘分泌的松弛素使骨盆韧带及椎关节松弛，所以大部分孕妇会感觉腰骶部和肢体疼痛不适；极少数孕妇可能在孕晚期胎头下降至骨盆后导致耻骨联合松弛分离而出现疼痛，活动受限，这些现象产后均会缓解，康复治疗可加速恢复。

（周兰萍）

# 第二章 孕前、孕期保健和产前检查

## 第一节 孕前、孕期保健

要想生一个健康的宝宝，孕前检查非常重要。我国每年的新生儿出生缺陷率与 0~14 岁出现的先天残疾率共为 4%~6%。每一对想要宝宝的夫妇都应该做孕前检查，孕前检查不同于常规体检，主要是针对生殖系统和遗传因素所做的检查。孕前检查最好在怀孕前 3 个月做。

### 一、孕前保健

（1）首先要有计划、有准备地怀孕。

（2）改变不良的生活习惯及生活方式，就是调整生活习惯、生活规律。应按时休息，不要熬夜工作、通宵打游戏等。

（3）不抽烟，不酗酒，不服用特殊药物（尽管一些药物很常见，但对孕妇和胎儿可能有不良作用，所以孕期服用的药物要咨询产科医生）。

（4）避免接触生活及职业环境中的有毒、有害物质（如放射线、铅、汞、苯、砷、农药等）。

（5）合理膳食，控制体重。

（6）每天补充叶酸 0.4~0.8 毫克可有效预防胎儿神经管发育畸形，还可防止胎儿体重过轻、早产、兔唇等问题。

（7）避免密切接触宠物，如孕前检查弓形虫和其他宠物相关的传染性疾病。

（8）保持心情愉快。

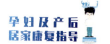

（9）有遗传病、慢性疾病和传染病而准备怀孕的妇女，应在怀孕前就医，让医生进行正确评估并指导。

（10）合理运动，提高身体素质有利于怀孕。

## 二、孕期保健

（1）建立孕期保健手册。

（2）孕妇需要告诉医生最后一次月经的时间，平时月经情况，以便医生确定孕周，推算预产期。

（3）如果既往有慢性病史（高血压、心脏病、糖尿病、肝肾疾病、系统性红斑狼疮、血液病、神经系统疾病和精神疾病等），手术外伤史，家族遗传病史（本人及配偶），不良孕产史（流产、早产、死胎、死产史，生殖道手术史，胎儿的畸形或幼儿智力低下等），应及时告知医生。

孕早期若有阴道流血、孕中期有下腹阵痛应随时去医院就诊。

## 三、孕期常见病症及处理措施

十月怀胎，各种各样的不愉快，如妊娠呕吐、便秘、腰背痛等，让孕妇横生烦恼，怎么办？让我们来了解孕期常见的不适症状，见招拆招吧！

### （一）消化系统症状

50% 的孕妇会出现妊娠呕吐，大多数孕妇可通过饮食调节及孕周增加逐渐好转，只有极少数的孕妇妊娠呕吐严重，影响到自身健康，这种情况属于"妊娠剧吐"，需要住院治疗。建议各位孕妇在饮食上要少食多餐，选择自己喜欢的食物，进食多汁易消化的食物。维生素 $B_6$ 20 毫克，每天 3 次口服；消化不良者，给予维生素 $B_1$ 20 毫克、干酵母片 3 片及胃蛋白酶合剂 0.3 克。建议在孕前及孕期补充复合维生素，可有助于减少妊娠剧吐的发生率。

### （二）便秘

孕期由于增大的子宫对肠道机械性压迫，以及肠蠕动和肠动力减弱，

## 第二章　孕前、孕期保健和产前检查

排空时间延长，孕妇常会出现便秘。调整生活方式，合理膳食、适度运动、建立良好的排便习惯是预防便秘的基础。若短期出现便秘症状且通过调整生活方式无效时，可酌情给予通便药物治疗，建议口服乳果糖30毫升/日；若是肠道动力正常的轻度便秘，可口服容积性泻药以预防便秘。

### （三）痔疮

增大的子宫使肛周静脉回流受阻，导致直肠静脉压升高，可引发或加重原有的痔疮；痔疮表现为排便时出血，或者肛门疼痛不适。应多吃蔬菜和少吃辛辣食物，预防便秘，避免久坐久站；通过温水坐浴及提肛运动，促进肛门局部血液循环；必要时可以使用痔疮膏治疗。

### （四）腰背痛

由于怀孕期间关节韧带松弛，增大的子宫向前突，使身体重心后移，腰椎向前突，脊背处于持续紧张状态，所以孕妇会出现轻微的腰背痛。一般无须处理，但适当休息及腰背部垫枕头有助于减轻疼痛和不适；孕期适当做体操和瑜伽对缓解腰背痛有一定的帮助。若腰背痛明显，应及时查找原因，按病因治疗。

### （五）下肢水肿

大部分孕妇在孕28周后常出现下肢肿胀的症状，休息后肿胀减轻，若无血压升高和尿液检查异常，属于正常生理现象。孕妇侧卧位休息，下肢适当抬高能使下肢血液回流改善，减轻水肿。若合并血压升高及尿液检查异常，提示孕期高血压或者肾脏疾病，需要进一步治疗。

### （六）下肢肌肉痉挛

很多孕妇在孕晚期腿部会"抽筋"，其实就是小腿肌肉痉挛，多发生在小腿腓肠肌，常在夜间发作，多能迅速缓解，是孕妇缺钙的表现，所以要及时补充钙剂。每天至少补充钙剂600毫克，多晒太阳，促进钙的吸收。

### （七）缺铁性贫血

由于孕期血容量和对铁的需求增加，孕妇容易发生缺铁性贫血。建

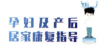

议孕期查血清铁蛋白。若血清铁蛋白低于30微克，每天补充铁剂60毫克；若诊断为缺铁性贫血，每天补充铁剂100~200毫克。口服铁剂建议餐前1小时服用，与维生素C同时服用可以增加铁的吸收。饮食上多吃红肉、鱼和禽类。

### （八）下肢及外阴静脉曲张

在孕晚期，子宫对下腔静脉压迫导致股静脉压力增高，孕妇容易出现下肢及外阴静脉曲张。缓解子宫对下腔静脉的压迫可以改善静脉曲张，建议孕妇保持侧卧位休息，避免长时间站立和坐立，臀部适当抬高及穿弹力袜有利于静脉回流。

### （九）外阴阴道假丝酵母菌病

孕期容易出现外阴阴道假丝酵母菌病，表现为外阴瘙痒，阴道分泌物增多。阴道分泌物检查可发现假丝酵母菌，孕期可以使用制霉菌素或克霉唑栓剂阴道用药治疗。

## 第二节 产前检查

怀孕期间，只有定期检查，才能做到动态地观察胎儿的发育情况，及早发现和处理胎儿畸形或胎儿生长受限等情况，以及纠正异常胎位。另外，由于怀孕期间，孕妇全身器官为适应胎儿生长发育的需要出现了一系列生理变化，如果这些变化超出了正常生理范围，或者孕妇本身患某些疾病不能适应孕期的各种变化，孕妇和胎儿都可出现病理情况，给孕妇和胎儿带来一定的危害。所以，规范的产前检查有利于孕妇、胎儿顺利地度过孕期和分娩期，所以定期产检不可轻视。

### 一、产前检查的时间与次数

产前检查又称围生期保健。能及时了解孕妇的身体情况及胎儿的生

## 第二章 孕前、孕期保健和产前检查

长发育情况，保障孕妇和胎儿的健康与安全。首先是产前检查的时间，根据怀孕各阶段不同的生理变化特点，产前检查的孕周分别是孕 6~13$^{+6}$ 周、14~19$^{+6}$ 周、20~23$^{+6}$ 周、24~27$^{+6}$ 周、30~31$^{+6}$ 周、33~35$^{+6}$ 周、37~41$^{+6}$ 周，37 周以后每周检查 1 次。有高危因素者，酌情增加检查次数。完整规范的产前检查为 9~11 次，不同时期的产前检查内容也有所不同（表 2-1）。

**表 2-1　产前检查的次数与方案**

| | 常规检查 | 备查项目 | 保健教育 |
|---|---|---|---|
| 第 1 次检查（孕 6~13$^{+6}$ 周） | ①建立孕期保健手册<br>②确定孕周，推算预产期<br>③评估孕期高危因素<br>④血压、体重指数、胎心率<br>⑤血常规、尿常规、血型（ABO 和 Rh）、空腹血糖、肝肾功能、乙型肝炎病毒表面抗原（如果孕妇为乙肝病毒携带者，胎儿可在出生后立刻注射免疫球蛋白保护）、梅毒螺旋体和 HIV 筛查（孕期发现则需要用母婴阻断的药物防止影响胎儿）<br>⑥孕早期 B 超检查，第 1 次 B 超（孕 6~8 周）：确定宫内妊娠和孕周、胎儿是否存活、胎儿数目或双胎绒毛膜性质、子宫附件情况<br>⑦唐氏筛查：可以在孕早期（孕 11~13$^{+6}$ 周，B 超 + 抽血，筛查染色体非整倍体疾病的风险值，以方便进行进一步的检查）<br>⑧心电图 | ① HCV 筛查<br>②地中海贫血（广东、广西为地中海贫血高发区，作为常规的筛查项目）<br>③甲状腺功能筛查（甲状腺功能减退的孕妇如果不早期诊断治疗，会导致流产、早产、围生儿死亡，还会影响胎儿的智力）<br>④弓形虫、风疹病毒、巨细胞病毒和单纯疱疹病（TORCH）筛查（如果家里养宠物）<br>⑤宫颈细胞学检查（排除宫颈癌的可能）<br>⑥宫颈分泌物的检测，淋球菌、沙眼衣原体和细菌性阴道病的检测<br>⑦孕 10~12 周绒毛活检（疑似染色体异常或有家族遗传病） | ①营养和生活方式的指导<br>②避免接触有毒、有害物质和宠物<br>③慎用药物和疫苗<br>④改变不良生活方式，避免高强度、高噪音环境和家庭暴力<br>⑤继续补充叶酸 0.4~0.8 毫克 / 日至孕 3 个月，有条件者可继续服用含叶酸的复合维生素 |

续表

| | 常规检查 | 备查项目 | 保健教育 |
|---|---|---|---|
| 第2次检查<br>（孕14~19⁺⁶周） | ①分析首次产前检查的结果<br>②血压、体重、宫底高度、腹围、胎心率<br>③孕中期非整倍体母体血清学筛查（15~20⁺⁶周） | 羊膜腔穿刺检查胎儿染色体核型（孕16~24周，针对预产期时孕妇年龄≥35岁、唐氏筛查高风险或其他高危孕妇） | ①孕中期胎儿非整倍体筛查的意义<br>②血红蛋白低于105克/升，补充元素铁60~100毫克/日 |
| 第3次检查<br>（孕20~23⁺⁶周） | ①血压、体重、宫底高度、腹围、胎心率<br>②胎儿系统B超筛查（孕18~24周），筛查胎儿严重畸形<br>③血常规、尿常规 | 宫颈评估（B超测量宫颈长度，早产并高危者） | ①早产的认识和预防<br>②营养和生活方式指导<br>③胎儿系统B超筛查的意义 |
| 第4次检查<br>（孕24~27⁺⁶周） | ①血压、体重、宫底高度、腹围、胎心率<br>②75克OGTT（首先要空腹12小时，第2天早上去医院先抽一次血，然后喝下300毫升的"糖水"：溶75克葡萄糖粉搅拌其中，5分钟内喝完，1小时后抽1次血，再过1小时再抽1次血）<br>③血常规、尿常规 | 抗D滴度复查（Rh阴性者） | ①早产的认识和预防<br>②营养和生活方式的指导<br>③孕期糖尿病筛查的意义 |
| 第5次检查<br>（孕28~31⁺⁶周） | ①血压、体重、宫底高度、腹围、胎心率、胎位<br>②产科B超检查，了解胎儿生长发育情况、羊水量、胎位、胎盘位置<br>③血常规、尿常规 | B超测量宫颈长度 | ①分娩方式指导<br>②开始注意胎动<br>③母乳喂养指导<br>④新生儿护理指导 |
| 第6次检查<br>（孕32~36⁺⁶周） | ①血压、体重、宫底高度、腹围、胎心率、胎位<br>②血常规、尿常规 | ①GBS筛查(孕35~37周)<br>②肝功能、血清胆汁酸检测（孕32~34周，怀疑ICP孕妇）<br>③NST检查（孕34周开始）<br>④心电图复查（高危者） | ①分娩前生活方式指导<br>②分娩相关知识<br>③新生儿疾病筛查<br>④抑郁症的预防 |

## 第二章　孕前、孕期保健和产前检查

续表

| | 常规检查 | 备查项目 | 保健教育 |
|---|---|---|---|
| 第7~11次检查（孕37~41$^{+6}$周） | ①血压、体重、宫底高度、腹围、胎心率、胎位、宫颈检查（Bishop评分）<br>②产科B超检查，评估胎儿大小、羊水量、胎盘成熟度、胎位和脐动脉收缩期峰值和舒张末期流速之比（S/D比值）等<br>③血常规、尿常规<br>④NST检查（每周1次） | 评估分娩方式 | ①新生儿免疫接种<br>②产褥期指导<br>③胎儿宫内情况的监护<br>④超过41周，住院并引产 |

## 二、孕期注意事项

### 1. 控制体重

孕妇一定要控制体重，不要盲目进补。孕期体重增长过多，容易导致胎儿体重超过4千克变成巨大儿，将增加难产、产后出血、产伤等风险，同时巨大儿还容易发生产后低血糖等并发症，增加成年后继发肥胖、高血脂、糖尿病等风险。对孕妇来说，体重增长过多，大大增加了孕期患高血压、糖尿病的风险以及增加了剖宫产的概率。除了健康方面的影响，孕期体重增长过多将导致产后体形恢复的难度增加。孕期饮食管理把握一个原则即可：营养均衡，不要过量。

### 2. 综合营养素的补充

孕期可补充含叶酸的复合维生素。当血红蛋白低于105克/升，血清铁蛋白低于12微克/升时，每天应补充元素铁60~100毫克。孕4个月后开始补充钙剂，每天600毫克。

### 3. 注意胎动监测

"如果早点来医院，宝宝应该可以保住"，面对医生的话，已经怀孕36周的孕妇流下了悔恨的泪水。因此，每天数胎动对于孕晚期的孕妇是必修课。最简单的自我胎动计数方法：从孕28周开始至足月，每

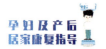

天早、中、晚各数 1 小时，将 3 个小时的胎动总数乘以 4 即为 12 小时的胎动数。正常胎动 12 小时为 30 次左右，如果胎动下降至 20 次以下或者每小时小于 3 次，则说明胎儿有宫内异常，应立即去医院检查。

## 三、医院相关孕妇课程

（1）孕期产检保健知识。

（2）分娩前生活方式、分娩相关知识（临产的症状、分娩方式指导、分娩镇痛）、产褥期指导。

（3）新生儿疾病筛查、新生儿免疫接种指导。

（4）母乳喂养、新生儿洗浴按摩。

（5）产后康复等知识讲座，孕妇可以学习相关知识，使整个孕期更平稳顺利。

（刘晓英）

# 第三章　孕期饮食与营养

## 第一节　孕期的生理特点与代谢变化

孕妇的身体开始出现一些生理以及代谢改变来适应孕期孕育胎儿的需求，这些变化在孕晚期可能会越来越明显，产后又逐渐恢复正常。现在让我们来了解一下孕妇可能会出现的生理变化吧。

### 一、孕期消化功能的改变

由于孕激素分泌增加，怀孕40天左右孕妇就会出现恶心、呕吐、食欲不振等消化道反应，有些孕妇呕吐反应特别厉害，甚至需要住院输液治疗。另外，由于胃平滑肌松弛，蠕动减慢，胃排空及食物停留肠道的时间延长，孕妇容易出现饱胀感及便秘的情况。

### 二、孕期血液容积及血液成分的改变

孕妇的循环血容量增加，血液被稀释，所以孕妇容易出现生理性贫血。世界卫生组织建议孕期血红蛋白小于110克/升，就可以诊断为贫血。所以，孕期血常规检查尤为重要，孕妇一定要听从医生的建议，及时抽血检查，尽早发现贫血。

### 三、孕期代谢的变化

1. 高血糖

怀孕后胎盘会产生一些激素和酶，拮抗体内胰岛素的作用，所以孕

妇容易出现餐后高血糖，导致孕期糖尿病的发生。

### 2. 脂肪的代谢

孕妇能量消耗大，储存的脂肪多，所以孕期孕妇的血脂水平也会比孕前增加。如果身体需要消耗大量能量，体内容易动用脂肪产能，所以孕妇也很容易产生酮症。

### 3. 蛋白质的代谢

孕妇为了满足胎儿生长发育以及子宫、乳房增大的需求，对蛋白质的需求量明显增加。如果蛋白质不足，容易出现水肿或加重孕期水肿。

### 4. 矿物质的代谢

胎儿的生长需要大量的钙，足月胎儿的骨骼累计需要30克的钙，其中80%是在孕晚期累积的，所以孕妇在孕中、晚期补钙至关重要。一般可以补充一些含钙丰富的食物和钙片。孕妇在孕晚期，因自身储存的铁无法满足生理需求，所以在孕中期就应开始补铁，如补充一些含铁丰富的食物和铁剂。

## 第二节 孕期营养素的需求与营养不良的影响

### 一、孕期营养素的需求

许多孕妇可能会经常觉得肚子饿，尤其是孕中、晚期，看到什么都流口水。此时孕妇不要担心自己会变成"吃货"，这是因为怀孕以后身体需要的能量增加了。随着胎儿的生长发育，身体对热量和各种营养素的需求越来越高。下面为大家介绍一下孕妇对几种主要营养素的需求。

#### （一）蛋白质

孕期胎儿的增长，胎盘、羊水、血容量的增加及孕妇子宫、乳房等组织的生长发育需大量的蛋白质。所以，孕早、中、晚期每天分别需要增加 5 克、15 克、20 克的蛋白质才能满足身体的需求。富含植物性蛋白质的食物有豆类，如黄豆、青豆、黑豆、豆腐、豆浆等；谷类，如米、面、玉米等；干果类，如花生、核桃、榛子、瓜子等。动物性蛋白质主要来源于禽、畜、鱼虾类等的肉、蛋、奶。动物性蛋白质的必需氨基酸种类齐全，比例合理，因此，比一般的植物性蛋白质更容易被消化、吸收和利用，营养价值也相对较高。

**（二）脂类**

孕期需要 3~4 克脂肪的累积为产后泌乳的准备。孕 20 周左右时，胎儿脑细胞分裂加速，需要大量的不饱和脂肪酸，如二十碳四烯酸（ARA）和二十二碳六烯酸（DHA）。大部分不饱和脂肪酸母体不能自身合成而是需要从食物中获取。脂肪的来源包括动物性脂肪和植物性脂肪。①动物性脂肪：来源于肉类、鱼肝油、骨髓、蛋黄等食物。②植物性脂肪：来源于油料作物，如大豆、花生、油菜籽、葵花子、核桃仁等含油量丰富，且以不饱和脂肪酸为主。椰子油、棕榈油、橄榄油中的脂肪酸主要是饱和脂肪酸。

**（三）微量元素**

**1. 钙**

孕妇对钙的需求与孕前状态相比大大增加。孕期缺钙的孕妇可能会出现小腿抽筋、牙齿松动、腰酸背痛等症状。胎儿如果摄钙不足，出生后还极易出现颅骨软化、方颅、前囟闭合异常、肋骨串珠、鸡胸或漏斗胸等佝偻病表现。孕期的孕妇钙的摄入量为 1000 毫克/日，孕晚期为 1200 毫克/日，可耐受的最高摄入量为 2000 毫克/日。营养调查显示，我国孕妇钙的实际摄入量为 500~800 毫克/日，由此可见，孕妇实际摄入的钙量离需求量还有一定的差距。奶和奶制品是钙的重要来源。奶中含钙量丰富，吸收率也高；另外，豆类、坚果类、鱼虾类、绿叶蔬菜等也是钙较好的来源。表 3-1 内是一些常见食物中钙的含量。

表3-1 常见食物中钙的含量(毫克/100克)

| 食物名称 | 含量 | 食物名称 | 含量 | 食物名称 | 含量 |
|---|---|---|---|---|---|
| 牛奶 | 104 | 虾皮 | 991 | 海带 | 348 |
| 干酪 | 799 | 蚌肉 | 190 | 紫菜 | 264 |
| 蛋黄 | 112 | 猪肉 | 6 | 木耳 | 247 |
| 大豆 | 191 | 花生仁 | 284 | 雪里蕻 | 230 |
| 大米 | 13 | 芝麻 | 620 | 苋菜 | 178 |

**2. 铁**

孕妇贫血是孕期常见的疾病之一。贫血的孕妇最常见的症状包括疲劳、心慌、头晕、面色苍白、手足冰冷等。大部分贫血与铁的需求量增加而摄入不足有直接关系。孕期由于血液的稀释、胎儿的生长以及身体需要的铁量日益增加,在孕30~34周达到铁需要的高峰。2000年《中国居民膳食营养素参考摄入量》推荐孕妇铁的摄入量为25毫克/日。动物的肝脏、动物血、瘦肉含铁丰富且容易被吸收,是铁的良好来源。此外,蛋黄、菠菜、木耳等食物中铁含量也较丰富(表3-2)。

表3-2 常见食物中铁的含量(毫克/100克)

| 食物名称 | 含量 | 食物名称 | 含量 | 食物名称 | 含量 |
|---|---|---|---|---|---|
| 鸭血 | 30.5 | 鸭肝 | 35.1 | 木耳 | 97.4 |
| 鸡血 | 25 | 猪肝 | 22.6 | 紫菜 | 54.9 |
| 猪血 | 8.7 | 鸡肝 | 12.0 | 油菜 | 5.9 |

**3. 碘**

碘摄入不足可能导致孕妇甲状腺素合成减少,从而导致甲状腺功能减退,降低孕妇的新陈代谢,减少胎儿的营养供给。此外,孕妇缺碘还可导致胎儿甲状腺功能低下,进而使胎儿发育迟缓,认知功能降低,神经功能损害。孕期碘的需求量为200微克/日,孕妇可以每周进食一次富含碘的食物,如海带、紫菜、干贝、海参等海产品。

## 4. 维生素

维生素是孕期不可或缺的营养素，对胎儿的健康成长起着重要的作用。表 3-3 中是各类维生素的主要作用、每天推荐摄入量和主要来源，以供孕妇参考。

表 3-3 各类维生素的基本情况

| 维生素 | 主要作用 | 推荐每天摄入量 | 主要来源 |
| --- | --- | --- | --- |
| A | 皮肤、上皮组织发育与生长，保持视力 | 900 微克 | 鸡肝、猪肝、胡萝卜、西兰花、豌豆苗 |
| C | 促进铁的吸收，提高免疫力 | 暂无 | 草莓、猕猴桃、番石榴、西红柿 |
| D | 促进钙的吸收，预防低钙血症 | 10 微克 | 晒太阳 |
| E | 预防早产、流产、新生儿溶血 | 14 毫克 | 植物油、芝麻、核桃、油豆腐 |
| K | 预防凝血功能异常 | 暂无 | 绿叶蔬菜 |
| $B_1$ | 改善胃肠功能，促进消化 | 1.5 毫克 | 动物肝脏、肾脏、瘦肉、豆制品 |
| $B_2$ | 预防胎儿生长发育迟缓和缺铁性贫血 | 1.7 毫克 | 动物肝脏、蛋黄、奶类、谷物 |
| $B_6$ | 辅助治疗早孕反应 | 1.9 毫克 | 动物肝脏、豆类、肉类 |
| $B_9$（叶酸） | 预防胎儿神经管缺陷 | 600 微克 | 动物肝脏、豆类、深绿色蔬菜 |
| $B_{12}$ | 预防恶性贫血 | 2.4 微克 | 动物内脏、肉类、蛋类 |

## 二、孕期营养不良的影响

如果胎儿在发育早期，经历不利因素（如营养或环境不良等），将会增加胎儿成年后罹患肥胖、糖尿病、心血管疾病等慢性疾病的概率，

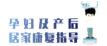

这种影响甚至会持续好几代人。由此可见，重视孕妇的营养非常重要。

营养不良不仅包括营养缺乏，同时也包括营养过剩。

### （一）营养缺乏

下面我们来了解一下孕期营养缺乏对孕妇和胎儿的影响。

**1. 营养缺乏容易导致孕期贫血**

孕期女性由于血液的稀释以及铁、叶酸或维生素 $B_{12}$ 缺乏，容易导致贫血。在我国，城市孕妇中大约有 20% 存在不同程度的贫血，而农村孕妇的贫血发病率则更高，可达 40% 以上。孕妇贫血不但影响自身的健康，而且还会影响胎儿的生长发育以及胎儿出生后的神经行为、智力水平。

**2. 营养缺乏影响妊娠结局**

孕期营养不良的孕妇容易出现流产、早产、胎膜早破等情况，胎儿也容易出现生长受限、低出生体重、胎儿畸形甚至导致胎死宫内的情况。孕妇蛋白质摄入不足容易导致胎儿脑细胞分化缓慢，脑细胞总数减少，影响胎儿智力。孕妇在孕晚期摄入锌不足容易导致流产、胎儿生长受限甚至胎儿矮小症等。叶酸缺乏可导致流产、死胎甚至新生儿唇裂、腭裂和神经管畸形。我国是新生儿出生缺陷的高发国家之一，每年出生畸形儿为 1600 万左右，其中 80 万~100 万是肉眼可见的缺陷婴儿。导致胎儿畸形的原因复杂，但营养与胎儿畸形的关系密切。

**3. 营养缺乏易致孕期高血压**

孕期高血压是导致孕产妇死亡和围生儿死亡的重要原因之一。病因尚未明确，但一般认为与遗传、免疫、贫血、低蛋白血症、高脂血症以及钙、镁、锌、硒等微量元素缺乏有关。

### （二）营养过剩

随着生活水平的提高，越来越多的孕妇开始关注孕期的营养，因营养缺乏导致的疾病正逐渐下降。但由于补充过度导致营养过剩的情况却日渐增加。营养过剩对孕妇和胎儿有什么影响呢？

第三章 孕期饮食与营养

### 1. 孕期营养过剩易导致孕妇肥胖

孕期摄入过多的能量，容易导致孕妇肥胖，肥胖会增加孕妇患孕期糖尿病和高血压的风险。

### 2. 孕期营养过剩易导致巨大儿

对于胎儿来说，孕妇营养过剩容易导致其发育成巨大儿。巨大儿不仅会增加孕妇分娩时软产道裂伤，更增加了剖宫产的概率。同时，巨大儿出生后容易发生低血糖，其成年以后发生肥胖、心血管疾病的概率也比正常体重的胎儿要高出很多倍。

由此可见，孕妇在孕期合理的饮食、均衡的营养有助于生育一个健康聪明的宝宝哦！

## 第三节 孕期膳食指南与食谱推荐

### 一、孕早期膳食指南

（1）膳食清淡、适口。

（2）少食多餐。

（3）保证摄入足量富含碳水化合物的食物。

（4）多摄入富含叶酸的食物并补充叶酸。

（5）戒烟、禁酒。

### 二、孕早期膳食要点及食谱举例

#### （一）孕早期膳食要点

孕早期胚胎生长速度缓慢，所需的能量与孕前状态相差不大，但许多孕妇会由于孕早期出现早孕反应而影响营养素的摄入。孕早期饮食要注意以下七点。

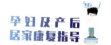

（1）孕妇可以按照自己的喜好来选择食物，刺激食欲的产生。如有些孕妇孕早期喜欢吃点带酸的食物，可以选择草莓、杨梅、李子、葡萄这些带酸味的水果。尽量不选择山楂、人工腌制的酸菜等食物。

（2）选择容易消化的食物种类，如主食可以选择小米粥、红薯、小馒头、包子、馄饨等。

（3）少食多餐，如睡前或早上起床前可以吃几块饼干、面包等，可减轻早孕反应。

（4）每天至少摄入150克碳水化合物（约合谷类200克）。

（5）不能空腹，防止酮症酸中毒。许多孕妇的早孕反应比较严重，有时候全天都吃不下什么东西，身体就很容易产生酮体，酮体对胎儿早期的脑部发育有不良影响，所以，孕妇呕吐厉害不能完全进食时，应及时去医院输注营养液。

（6）及时补充水分。呕吐易使体内液体丢失，从而出现疲劳倦怠，所以孕妇要多补充水分。

（7）为了防止胎儿神经管畸形，孕妇在备孕时就应补充叶酸，一般推荐孕前3个月补充叶酸400微克/日。

**（二）孕早期一日膳食举例**

早餐：小馒头3个。

早点：橙子1个或半个、核桃2~3颗。

午餐：米饭1小碗、糖醋鱼1份、清炒菜心1份、莲藕排骨汤1碗。

午点：葡萄十几颗，饼干几块。

晚餐：米饭1小碗、木耳肉丝1份、黄瓜炒鸡蛋1份、鱼头豆腐汤1碗。

晚点：牛奶或酸奶1瓶（250毫升）、面包1块。

## 三、孕中、晚期膳食指南

（1）适当增加鱼、禽、蛋、瘦肉、海产品的摄入量。

（2）适当增加奶类的摄入量。

（3）常进食含铁丰富的食物。

（4）适量身体活动，维持体重的适宜增长。

（5）戒烟、禁酒，少吃刺激性食物。

## 四、孕中、晚期膳食要点及食谱举例

### （一）孕中、晚期膳食要点

孕中期胎儿生长开始加快，孕妇子宫、胎盘、乳房等也逐渐增大，且孕早期早孕反应导致身体营养不良，孕中期需要补充充足的能量。孕晚期胎儿体内组织、器官迅速增长，脑细胞分裂增殖加快，骨骼开始钙化，同时子宫增大，乳腺发育增快，对蛋白质、能量以及维生素、矿物质的需求明显增加。

孕中、晚期饮食要注意以下几点。

（1）每天补充谷类 350~450 克。

（2）每天补充豆类及豆制品 50~100 克。

（3）每天补充肉、禽、鱼等动物性食品 50~150 克。

（4）每天 1~2 个鸡蛋。

（5）每天补充鲜奶 250~500 毫升。

（6）每天补充蔬菜 400~500 克。

（7）每天补充水果 100~200 克。

（8）每天补充烹调植物油 15~20 毫升。

为了方便孕妇记忆，我们为大家总结为"七个一"原则：一斤主食，一个鸡蛋，一斤牛奶，一斤蔬菜，一个水果，100 克豆制品，100 克肉类。

（9）注意铁和钙的补充，多吃含铁丰富的食物，如动物血、肝脏、瘦肉、黑木耳及红枣等。适当吃一些含钙丰富的食物，如牛奶、豆制品等。

## 小贴士

补铁小知识：缺铁或贫血的孕妇可适当摄入铁强化食物或在医生指导下补充小剂量的铁剂，同时，注意多摄入富含维生素C的蔬菜、水果，或在补充铁剂的同时补充维生素C，促进铁的吸收和利用。补充铁剂时不要与牛奶或钙剂同时服用，且应少饮茶和咖啡；铁剂可在进餐时或餐后服用，以减少胃肠道的刺激。

补钙小知识：孕中期可以口服钙片补充钙。补钙应同时补充维生素D，孕妇可适当晒太阳。钙剂不宜补充过多，否则容易引起便秘，一般建议每天600毫克。服用钙片后不宜立即饮茶；补钙的最佳时间为睡觉前和两餐之间；钙剂不能与牛奶同服；补钙时多注意饮水，预防便秘。

（10）孕妇应根据自身的体能每天进行不少于30分钟的低强度身体活动，最好是1~2小时的户外活动，如散步、做体操等。因为适宜的身体活动有利于维持体重的适宜增长和自然分娩，户外活动还有助于改善维生素D的营养状况，促进胎儿骨骼的发育和母体自身的骨骼健康。

（11）孕妇除了戒烟、禁酒，少吃刺激性食物外，还应尽量避免饮浓茶、咖啡、可乐等。

## 注意事项 TIPS

一杯煮咖啡含咖啡因125毫克，一杯速溶咖啡含咖啡因90毫克，一杯茶含咖啡因70毫克，一杯可乐含咖啡因50毫克。咖啡因>300毫克/日容易导致新生儿低出生体重。

## （二）孕中、晚期一日膳食举例

早餐：鲜榨豆浆1杯（300毫升）、面包2块或者馒头2个、鸡蛋1个。

早点：苹果1个、核桃2个。

午餐：米饭1碗、清蒸鲈鱼1份、红椒炒猪肝1份、清炒荷兰豆1份、蘑菇肉片汤1碗。

午点：猕猴桃1个、饼干几块、牛奶1杯（250毫升）或者半杯。

晚餐：米饭1碗、虾仁炒西兰花1份、芹菜炒牛肉1份、蒜蓉大白菜1份、花生猪脚汤1碗。

晚点：牛奶或者酸奶1瓶（250毫升）或半瓶、蒸饺4个、面包1块。

# 第四节　孕期糖尿病的饮食指导

在营养科门诊，经常有许多患孕期糖尿病的孕妇来进行营养与饮食咨询。因为医生说血糖控制不佳，对胎儿和孕妇都有许多不利的影响，一定要控制好血糖，所以她们会异常紧张。其实不必太紧张，只要合理饮食、均衡营养，大部分孕妇既可以控制好血糖，又可以让胎儿健康成长。对于孕期患糖尿病的孕妇来说，饮食的控制是最重要也是最基础的治疗方法。如果有条件，建议确诊为孕期糖尿病的孕妇去三甲医院的营养科门诊进行营养咨询，接受正规、专业的饮食指导。

## 一、孕期糖尿病饮食原则

### （一）注意热量需求

孕早期不需要特别增加热量，孕中、晚期必须依照孕前所需的热量，再增加200~300千卡/日即可。由于体重减轻可能会导致母体内的酮体增加，对胎儿造成不良影响，故孕期不宜减重。

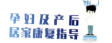

### （二）注意餐次分配

为了维持血糖值平稳以及避免酮血症的发生，餐次的分配非常重要。因为一次吃大量食物会造成血糖快速上升，且母体空腹太久时，容易产生酮体，所以建议少食多餐，将每天应摄取的食物分成5~6餐。特别要避免晚餐与隔日早餐的时间相距过长，所以睡前要加餐。

### （三）摄取正确糖类

糖类的摄取能提供热量，维持代谢正常，并避免酮体产生。不应误以为不吃淀粉类食物就可控制血糖或体重，而是应该尽可能避免吃加有蔗糖、砂糖、果糖、葡萄糖、冰糖、蜂蜜、麦芽糖的含糖饮料及甜食，即可避免餐后血糖快速上升。建议尽可能选择纤维含量较高的未精制主食，更有利于血糖的控制，如以糙米饭替代白米饭、选用全谷类面包或馒头等。

### （四）重视蛋白质摄取

如果在孕前已摄取足够营养，则孕早期不需要增加蛋白质的摄取量，孕中、晚期每天需增加蛋白质的量各为15克、20克，多吃鸡蛋、牛奶、深红色肉类、鱼类及豆浆、豆腐等食物。最好每天喝两杯牛奶，以获得足够的钙。但千万不可以将牛奶当水喝，避免血糖过高。牛奶最好选择低脂或脱脂的无糖牛奶。

### （五）清淡饮食，低脂少油

烹调用油以植物油为主，减少油炸、油煎、油酥的食物，以及动物的皮、肥肉等。

### （六）多摄取纤维素

多摄取高纤维食物，如以糙米饭替代白米饭、增加蔬菜的摄取量、吃新鲜水果而不喝果汁等。纤维素含量高的食物可以延缓血糖升高，有助于血糖的控制，也容易有饱腹感。但应注意千万不可无限量地吃水果。

## 二、孕期糖尿病饮食技巧

（1）尽量选择血糖生成指数（GI）低的食物：一般而言，纤维含量高的食物 GI 低，如粗杂粮、蔬菜、部分水果。越是干、硬、粗的食物血糖升得越慢，越是稠、软、细的食物血糖升得越快。下面为大家介绍一些 GI 低的食物。

谷类：大麦、小麦、玉米、燕麦、荞麦、黑米。

水果：柚子、桃子、苹果、樱桃、李子、橙子。

奶类：低脂奶、脱脂奶。

豆类：豆腐、黄豆。

蔬菜类：大白菜、油麦菜、菠菜、黄瓜、西红柿等。

（2）尽量避免吃糖分较高或过甜的食物：吃糖分较高或过甜的食物容易导致血糖快速升高。糖类包括葡萄糖、蔗糖、红糖等。甜的食物如下：①早餐酱，如草莓酱、巧克力酱、蜂蜜等。②甜的饮料，如奶茶、风味牛奶饮品、果汁等。③甜的零食，如蛋糕、冰激凌、奶油饼干、点心、甜品等。④糕点、糖果，如巧克力、奶糖、蜜饯、干果以及各种类型的糖果等。

（3）吃山药、莲藕、芋头等淀粉含量较高的根茎类蔬菜时，可适当减少主食的摄入量。

（4）汤和水尽量在餐前喝，避免喝老火汤、浓汤。尽量选择喝清汤、滚汤，如西红柿蛋花汤、蘑菇肉片汤等。

（5）吃饭时间不宜过长，最好在 30 分钟左右完成，不要超过 1 小时。

（6）当孕妇出现头晕、眼花、冒冷汗、手抖、饥饿感明显等低血糖症状时要及时进食，可以吃饼干或糖果等。

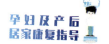

## 三、孕期糖尿病常见的饮食误区

### （一）饮食控制就是要少吃饭

不少的"糖妈妈"觉得控制饮食就是要少吃饭，越少越好，其实是不对的。米饭属于主食，主要为人体提供热量，一旦吃饭少了，热量不足，人体容易产生酮体，对胎儿和孕妇都不好；而且胎儿的生长和孕妇的活动都需要大量的热量。孕妇不能单纯地通过少吃饭来降低血糖。

### （二）不能吃水果

"糖妈妈"觉得水果的糖分很高，吃水果很容易使血糖升高，所以就不吃水果，这也是不对的。水果含有丰富的维生素和膳食纤维，是必不可少的营养素来源。所以，"糖妈妈"需要吃水果。但是吃水果需注意以下三点。①时机的选择：尽量选择在两餐之间吃水果，不要在餐后马上吃水果。②数量的选择：量不能过多，每天200克左右。③种类的选择：尽量选择一些GI低的水果，如柚子、苹果、李子、桃子、橙子等，避免选择西瓜、菠萝、荔枝、龙眼、甘蔗等水果。

### （三）南瓜可以降血糖，应该多吃

很多孕妇看了一些网上的介绍，觉得南瓜可以降血糖，其实南瓜GI很高，不但不能降血糖，反而会引起血糖升高。

### （四）咸味或者无糖的食品不需要控制

咸味或者无糖的东西就可以放开吃，不需要控制吗？答案是否定的。许多咸味的或者无糖的东西如咸面包、苏打饼干、无糖馒头等食物虽然不甜，但都是淀粉类食品，在体内可以转化为葡萄糖，绝对不能大吃特吃。

## 四、孕期糖尿病饮食食谱推荐

### 1. 推荐食谱1

早餐：豆腐脑250克、杂粮馒头50克、煮鸡蛋1个（50克）。

早点：苏打饼干 25 克。

午餐：荞麦面条 100 克、盐水河虾 100 克、木耳炒白菜 190 克、冬瓜肉片汤 1 碗（约 150 毫升）。

午点：柚子 3 片。

晚餐：米饭 1 碗（大米和小米共 75 克）、青椒肉丝 130 克、香菇鸡肉 100 克、西红柿鸡蛋汤 1 碗（150 毫升）。

晚点：牛奶 250 毫升、红薯 1 个（50 克）。

**2. 推荐食谱 2**

早餐：牛奶 250 毫升、杂粮馒头 50 克、玉米 50 克。

早点：切片咸面包 1 片（25 克）、蒸鸡蛋羹 50 克。

午餐：米饭 1 碗（75 克）、炒苋菜 150 克、莴笋炒肉片 125 克、蘑菇肉片汤 1 碗（约 150 毫升）。

午点：黄瓜 150 克。

晚餐：米饭 1 碗（75 克）、家常豆腐 50 克、香芹牛肉 150 克、清蒸鱼 100 克。

晚点：苹果 200 克、燕麦片 25 克。

**3. 推荐食谱 3**

早餐：煮鸡蛋 1 个（50 克）、小米粥 100 克。

早点：无糖豆腐脑 250 克。

午餐：米饭 1 碗（75 克）、蒜蓉菜心 100 克、绿豆芽炒肉 200 克、蒸鳊鱼 100 克。

午点：梨 200 克、牛奶 125 毫升。

晚餐：米饭 1 碗（75 克）、青椒肉丝 130 克、虾仁黄瓜 130 克、紫菜蛋花汤 150 毫升。

晚点：牛奶 125 毫升、蒸饺 100 克。

**4. 推荐食谱 4**

早餐：煮鸡蛋 1 个（50 克）、麦麸面包 60 克、牛奶 250 毫升。

早点：花卷30克。

午餐：米饭1碗（75克）、黑木耳烩豆腐70克、红辣椒炒猪肝100克、萝卜丝汤150毫升。

午点：橙子150克。

晚餐：米饭1碗（75克）、蒸鲈鱼100克、炒空心菜150克、鲜蘑清汤1碗。

晚点：柚子1片、玉米1个。

## 第五节　孕期体重管理

为了让孕妇更加合理地控制体重，首先要为大家介绍一个非常重要的词语，那就是体质指数（BMI）。它是根据体重和身高的比例来衡量人体胖瘦的常用指标。BMI=体重/身高$^2$（千克/平方米），例如孕前体重45千克，身高1.6米，则BMI=45/（1.6×1.6）=17.6，属于体重过轻型。孕前的BMI值与孕期体重增长的关系如表3-4所示。

表3-4　孕期孕妇增重范围与增重速度

| 孕前体重分类 | BMI（千克/平方米） | 孕期总增重范围（千克） | 孕中、晚期增重速度[平均增重范围（千克/周）] |
| --- | --- | --- | --- |
| 低体重 | <18.5 | 12.5~18.0 | 0.50(0.45~0.60) |
| 正常体重 | 18.5~24.9 | 11.5~16.0 | 0.40(0.36~0.45) |
| 超重 | 25.0~29.8 | 7.0~11.5 | 0.27(0.23~0.32) |
| 肥胖 | >30 | 5.0~9.0 | 0.20(0.18~0.27) |

孕期体重增长有一些规律：孕3个月是增速缓慢甚至不增反降的孕早期，孕4~7个月是快速增长的孕中期，孕7~10个月是最后冲刺的孕晚期。孕期平均增重12.5千克，其中孕早期约增重0.5千克，孕中期

## 第三章 孕期饮食与营养

约增重 6.5 千克，孕晚期约增重 5 千克。以足月的胎儿重 3.5 千克为例，胎盘重约 0.5 千克，孕妇总血量增加约 1.3 千克，羊水约 0.9 千克，乳房脂肪储备约 0.4 千克。剩下的约 5.9 千克可能就变成孕妇身上的细胞液或脂肪。

为了进一步使孕妇方便评估自己的体重是否在合理的范围内，下面为大家介绍一个很实用的图表，即孕期体重增长曲线图。

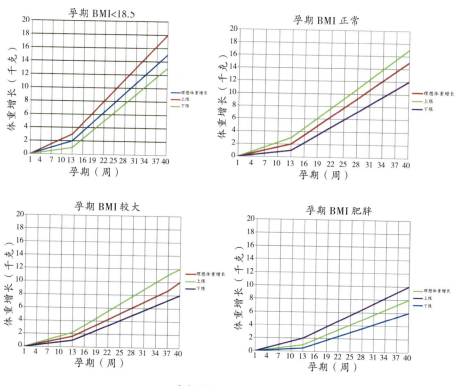

孕期体重增长曲线图

例如，正常 BMI 值的孕妇选择"BMI 正常孕妇"图，横坐标是孕周，纵坐标是增长的体重（现在体重 – 孕前体重）。一个正常 BMI 的孕妇现在是孕 20 周，孕前体重 50 千克，现在体重 55 千克，那么，她体重增长的点在哪里呢？

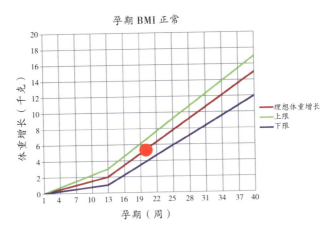

体重增长点

为了更准确地描绘出体重增长点，建议孕妇准备一个电子秤，每周固定时间（清晨、空腹、排尿后）称一次体重，然后描绘自己的体重增长点。如果点在蓝绿线之间，说明孕妇的体重控制在正常范围内；如果点在绿线以上，说明孕妇体重增长过快，应控制体重；如果点在蓝线以下，说明孕妇体重增长太慢，应考虑增重。

合理饮食和适当运动与孕期体重的增长有着密不可分的联系，本章我们已经为大家详细介绍了孕期的饮食，下一章节将为大家介绍孕期的运动，大家一定要管住自己的嘴，迈开自己的腿，为生育一个正常体重的健康宝宝加油哦！

（曾帅辉　黄宝琴）

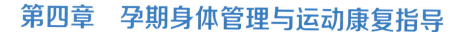

第四章　孕期身体管理与运动康复指导

# 第四章　孕期身体管理与运动康复指导

## 第一节　孕期和产后运动的基本原则

纵观女性的一生，怀孕与分娩是远远超出解剖意义的独特的生理过程。怀孕对骨骼肌肉系统是巨大的挑战，是生理和心理上都随之发生改变的时期，却又是一个自然的生理过程。所以这个阶段的运动，重点在于保持健康。怀孕期间与胎儿出生后的运动计划，是为了最大限度地减少孕妇身体功能损伤，并帮助孕妇准备迎接新生儿的到来，在照顾新生儿的同时，保持或恢复自身的身体功能。

### 一、孕期运动的好处

（1）提高身体意识，改善由于体重增加和额外的胎儿、子宫和胸部的重量而引起的姿势改变。

（2）提高自然的"腹部力量"，支持背部和胎儿。

（3）有助于身体所有系统的健康，如循环系统、淋巴系统、呼吸系统、消化系统和生殖系统等。

（4）有助于掌握呼吸和放松技巧，以及盆底教育和控制，帮助胎儿娩出。

### 二、产后运动的好处

（1）为产妇所有的需求做好准备。

（2）帮助产妇重新强化腹肌，改善腹直肌分离。

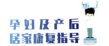

（3）使产妇肋骨关闭下沉。

（4）解决盆底问题，如压力性尿失禁。

（5）预防常见的关节问题，包括骨盆带疼痛。

（6）释放内啡肽——"感觉良好"的激素，帮助产妇减压，预防产后抑郁。

（7）管理体重，强壮肌肉，回到孕前状态。

## 三、运动的建议

（1）轻度至中度的运动强度，有利于提高肌力和心肺功能。每次15~30分钟，每周3~5天。

（2）避免接触性运动、任何具有高风险腹部外伤或摔跤的活动，以及高海拔活动（高于1.83千米）和深海潜水。

（3）推荐非承重性有氧运动，如骑固定式自行车、游泳或水中健美操，尽量减少整个孕期及产后受伤的风险。

（4）摄取足够的营养，穿能够适当散热的衣物。

（5）产后在恢复孕前的运动时，应采用循序渐进的方式。产后立即开始骨盆底运动，可以减少尿失禁的症状和持续时间。

（6）产妇在产后4~6周仍有孕期的生理变化和形态变化。如果哺乳，需要继续保护关节。对于哺乳产妇来说，适度的运动不会损害母乳产量或婴儿的成长。运动后母乳中可能有短期乳酸的增加，如果婴儿在妈妈运动后进食较少，可在运动前先对婴儿进行喂哺。

## 四、运动前的准备

（1）锻炼的空间应温暖、舒适、足够大，不易分散注意力。如果产妇喜欢，可以放一些背景音乐，安静而不易分心。

（2）在运动开始前准备所需要的东西，包括靠垫、枕头、防滑垫、折叠毛巾和扁小的枕头、中等尺寸的毛巾（产后阶段）、无把手的椅子等。

（3）宽松舒适的衣着能让产妇自由活动，特别适合髋关节的活动。

## 五、运动禁忌

### 1. 绝对禁忌

存在以下情况时，禁止运动。

（1）子宫颈闭锁不全，子宫颈在怀孕足月之前提前扩张。

（2）阴道出血，尤其是孕中、晚期。

（3）前置胎盘，胎盘位于子宫下段或覆盖于子宫内口处，可能在胎儿分娩之前脱离的部位。

（4）多胞胎与早产。

（5）子痫前期、孕期高血压。

（6）胎膜早破，造成分娩开始之前损失羊水。

（7）早产，即孕37周前分娩。

（8）产妇患有心脏病、甲状腺疾病或重症呼吸障碍。

（9）产妇患有1型糖尿病。

（10）胎儿在子宫内生长迟缓。

### 2. 相对禁忌

存在相对禁忌的孕妇需要在医生与治疗师的专业指导下进行运动。

（1）孕期患糖尿病。

（2）重度贫血。

（3）全身性感染。

（4）极度疲劳。

（5）肌肉骨骼系统有不适感或有疼痛感。

（6）极度肥胖、极端体重不足或饮食失调。

（7）腹直肌分离。

## 六、停止运动的时间

（1）存在运动前感觉不舒适和疲惫、刚吃完正餐、刚喝过酒、有运动损伤、正在接受医学治疗或正在吃药等情况时，均应停止运动。

（2）孕期出现以下任何情况，应立即停止运动，并去医院就诊：胎膜早破，腹痛，阴道流血，气短、气急，头昏眼花、没有方向感，心动过速（心跳快或不规则），耻骨联合处疼痛，行走困难，高血压，严重头痛伴肺水肿，视物模糊，两侧肋骨疼痛，感觉不舒服或发热，严重贫血，静脉炎；感觉没有胎动，运动后脉搏加快；下肢水肿、疼痛或单侧腿（通常是小腿）压痛加剧等。

## 七、孕期不安全的姿势和运动

### 1. 膝胸位

膝胸位是指臀部提高至心脏位置以上。空气栓塞虽然罕见，但可在臀部提高而子宫向前移动时发生。压力变化导致空气被引入阴道和子宫，通过开放的胎盘进入血液循环系统。除孕妇不宜有此姿势外，建议产妇在产后6周内也不要有此姿势。

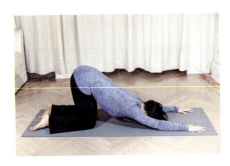
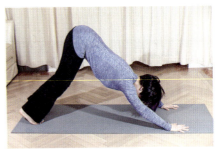

膝胸位

### 2. 双侧直腿抬高

双侧直腿抬高动作通常超过腹部和下背部的承受能力，导致背部受伤或腹直肌分离，因此孕妇不应该尝试这种动作。

第四章 孕期身体管理与运动康复指导

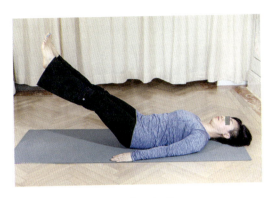

双侧直腿抬高

### 3."消防栓"运动

"消防栓"运动是"四足跪爬"（用双手和膝关节承重）的延续，一个髋关节同时外展外旋，类似狗拴在消防栓上的样子。如果腿抬得太高，骶髂关节和腰椎会受到压力。该运动一般可以安全地进行。但若髋关节外展的程度在生理范围之外，或髋关节外展时有骶髂关节症状，应避免此运动。

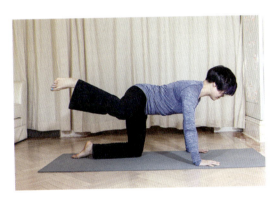

"消防栓"运动

### 4.四足跪爬时髋关节伸直

四足跪爬时一个髋关节伸直，下肢超过髋关节伸直的生理范围，导致骨盆前倾和腰椎过度伸展，则会引起下背疼痛。

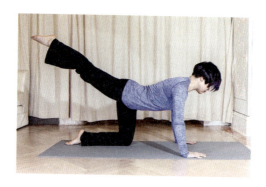

四足跪爬时髋关节伸直

### 5. 单侧下肢承重活动

单侧下肢承重活动即无精打采的站立姿势，此时一条腿承担大部分的身体重量而使骨盆向侧面倾斜。此种姿势在怀孕期间会造成骶髂关节发炎，以及发生平衡问题。产妇在产后抱着婴儿时，任何不对称的动作均会引起或加剧骶髂关节疼痛。

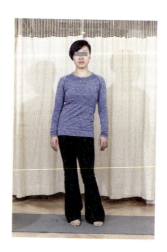

单侧下肢承重活动

## 八、孕期运动建议

孕期前3个月，特别是孕8~14周，是最容易发生流产的阶段，所

第四章 孕期身体管理与运动康复指导

以这个时期运动需谨慎。运动前遵医嘱是非常重要的。有规律的孕期运动建议等到孕16周以后，即怀孕情况很稳定后再开始。

# 第二节　孕早期的运动（孕0~16周）

## 一、孕妇的身体变化

孕早期是指怀孕的前3个月。孕12周时，胎儿大约有7厘米长，20克重，可看出人形，头与身体其他部位相比较大。用多普勒听诊仪可听到胎心。经腹部在耻骨联合上方可摸到子宫底。

孕妇的身体优先为胎儿建造生命支持系统，同时血容量的增加会导致血液稀释，造成贫血，这会使孕妇感到疲劳和嗜睡。大多数孕妇有早期反应大约在孕6周。孕妇会出现呕吐、乳房胀痛等症状，有一半的孕妇经历过恶心的症状，这在孕6~16周很常见。此时胎儿的发育不稳定，孕妇的身体状况也不稳定，因此，该阶段孕妇应保持心情愉快，合理调整饮食，放松心情，不要进行剧烈运动，避免发生流产。孕早期以姿势教育为主，纠正不良姿势，为以后身体承担更大的责任做好准备。

孕16周前的练习指南：

在练习之前，花片刻时间，静下心来，放松自己。

（1）尽可能经常做放松练习。

（2）姿势转换时要有停顿，结束前要侧卧一段时间。

（3）避免静止太长时间的站立练习。

（4）密切关注身体结构排列，不只是关注开始练习的姿势，还要关注运动过程中的姿势。

（5）运动重在质，而不是量。

（6）避免过度伸展或过度运动腹肌。

（7）避免单腿负重练习。

（8）避免过度伸展或者保持长时间的伸展。

（9）如果对呼吸模式不完全清楚，请自然呼吸，不要憋气。

## 二、正确的姿势评估

### 1. 孕期常见的姿势代偿

姿势评估时，孕妇可背靠在墙上站立，脚跟与墙保持舒适的距离。

（1）姿势A：骨盆前倾，下背部凹陷增加，重心向后倾斜，膝盖过伸（向后锁死）。过度负重的肌肉很快会疲劳，特别是长时间站立或坐位不动。股骨内旋，胫骨外旋，足弓塌陷，进而影响走路的方式，导致"蹒跚步态"。同时，上背部变得更圆，手臂内旋，颈部弯曲增加，颈后部缩短，颈部非常容易紧张。

（2）姿势B：上半身的变化同姿势A。骨盆后倾，腰椎的弧度减少。

如果上述姿势得不到纠正，这些问题不会在产后自动消失，而是成为一个长期存在的问题。

### 2. 姿势评估

孕妇靠墙站立，不要将头向后倾斜，想象让头漂浮在脊柱的顶端。将手放至腰部，体会腰和墙之间的缝隙。如果缝隙超过手的厚度，称为姿势A；如果感到只有一个小的缝隙，称为姿势B。

### 3. 改善

靠墙滑动：适合孕期所有阶段。

（1）目标：提高个人姿势的意识，帮助改善身体结构排列。

（2）开始姿势：脚跟离墙舒适距离站立，背靠在墙上，双脚平行，与髋同宽，微微屈膝。

（3）过程：

1）吸气，准备。

2）呼气，骨盆轻轻后倾，耻骨向前，使下背部拉长，平贴于墙上。

第四章　孕期身体管理与运动康复指导

3）吸气，然后呼气，贴着墙向下滑动几厘米，使骶骨贴于墙上，想象将下背部印在墙上的感觉。

4）吸气，保持下背部贴于墙上，缓慢伸直双腿。

重复8次。在离开墙时，记住这个脊柱延伸的姿势。

（4）注意事项：

1）温柔地打开背部、延伸。

2）保持两肩展开、放松。

3）不要将头向后靠在墙上，想象让头顶碰触天花板。

4）保持双脚均匀压在地板上。

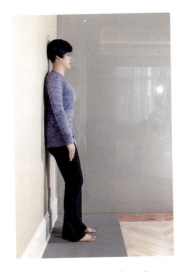
孕期常见的姿势代偿

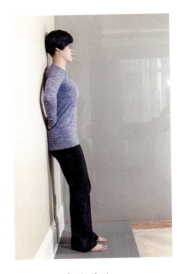
靠墙滑动

## 三、正确的身体结构排列、呼吸、核心连接

### （一）身体结构排列

#### 1. 重要性

正确的身体结构排列是身体运动的精髓。孕期孕妇需要为某些运动改变正常的体位。做练习时应注意如何放置自己的手、脚、头、颈和肩，

会有助于保持良好的姿势，并且注意每个练习引导的方向。对身体结构排列的正确意识，是成功的一半；另外，还要在运动中保持好的身体结构排列和控制运动的能力。良好的姿势需要深层姿势肌肉的力量和耐力。为了使良好的姿势和运动成为习惯，就必须形成运动模式，这就意味着"练习、练习、再练习"。

每个孕妇应找到自己开始练习的姿势。随着孕期的不断发展，姿势会不断改变；同样，胎儿出生后，姿势也会改变。所以，孕妇需要有规律的定期评估。

**2. 孕期良好的姿势**

关注几个身体侧面的垂直向下的点：耳垂、颈椎、肩峰、肋骨一半的位置、腰椎、髋关节略靠后的位置、膝关节中间稍前的位置、外踝稍前的位置。

**3. 练习开始的姿势**

（1）放松身体

1）适合备孕期、孕早期、产后的女性。

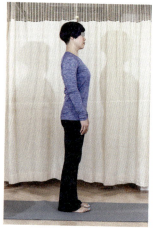

孕期良好的姿势

2）开始姿势是仰卧在垫子上，颈部延伸放松，保持自然的生理弧度。可在头下面垫一个小靠垫或折叠的毛巾，屈膝，全脚掌着地，双腿与髋同宽，双脚平行。双肘放松于垫子上，双手放于下腹部，或者上肢伸直放身体两侧，掌心向下。

3）注意事项：

——使整个脊柱放松，感觉变宽、变长。

——关注三个身体部位的重量即骶骨、肋骨的后面、头部。

——感受与垫子相碰的部位，感觉很重，被支托。

——放松大腿，使髋关节周围柔软。

——胸部展开，放松。

——感觉颈部拉长，放松。

第四章　孕期身体管理与运动康复指导

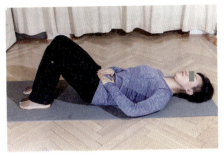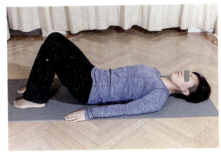

练习开始的姿势

（2）骨盆：想象指南针。

1）适合备孕期、孕早期、产后的女性。

2）目标是帮助女性提高骨盆和脊柱下部的中立位结构排列意识，动员和放松下背部。

3）开始和结束姿势是仰卧屈膝。想象下腹部有一个指南针，肚脐是北，耻骨是南，左侧是西，右侧是东。

4）动作：

——吸气，准备。

——呼气，温柔地向北方倾斜骨盆（耻骨联合向前向上移动），感觉下背部在骨盆后倾时放松地躺在垫子上。

——吸气，骨盆从后倾经过中间，不要停留，直至温柔地向前向南方倾斜（耻骨联合向后向下移动），下背部会轻轻拱起。

重复北→南 5 次。

——回到开始的姿势，找到中立位，在南北之间的位置。

——呼气，将骨盆向右方转动，感觉对侧的骨盆轻轻离开垫子。

——吸气，骨盆向回转动，经过中间位置，不要停留，继续向左转动，感觉对侧骨盆轻轻离开垫子。

重复东→西 5 次。

回到中间位置，在东西南北之间，这就是中立位。

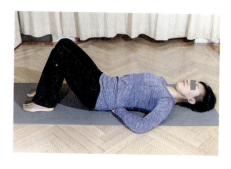
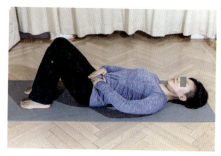

想象指南针

（3）靠墙坐着的开始姿势：在下背部垫个枕头，双腿可以盘坐，或是脚掌相对，或膝盖下垫枕头，自我感觉舒服即可。

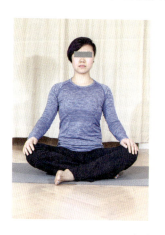
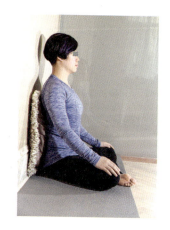

靠墙坐着的开始姿势

（4）坐在椅子上：需要一把坚固的椅子。

1）坐在椅子上，重量均匀地分布于坐骨之间。

2）双脚全脚掌着地，与髋同宽。如果椅子偏高，可以垫高脚。

3）腘窝离椅子的边缘5厘米，不会限制小腿的血液循环。

4）需要时在下背部放个小靠垫。

5）延伸脊柱，使下背部保持自然的弯曲。

6）放松肋骨。

## 第四章　孕期身体管理与运动康复指导

7）肩膀放松，锁骨展开、变宽。

8）使头部自由地漂浮在脊柱的顶端。

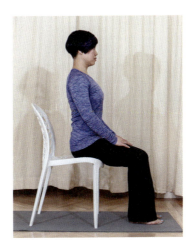

坐在椅子上

（1）将手掌平放在头顶上几厘米，拉长脊柱，向上伸直，努力去碰触手。

（2）想象颈部和脊柱是一株植物的茎，不断向着太阳延长、生长。

（3）想象一条充满能量的光线向上穿过自己的脊柱和头部。

（4）想象头部就像牙膏一样被挤出牙膏管。

（5）四足跪爬

1）适合对象：所有阶段的女性。产后几周的产妇要谨慎。

2）开始姿势：四足跪爬，手在肩的下方，膝盖在髋的下方。

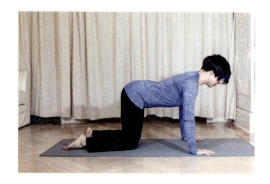

四足跪爬

3）动作：找到骨盆和腰椎的中立位。使腰椎保持自然的生理弧度，伸展且水平。

——吸气，准备，拉长脊柱。

——呼气，骨盆后倾，下背部稍弓起。

——吸气，伸展脊柱，骨盆前倾，下背部轻轻向前弯曲。

——重复3次，找到中立位。

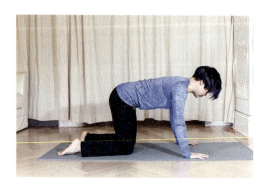

四足跪爬时骨盆后倾

肩胛骨正确位置意识：

——吸气，保持肘关节伸直，肩胛骨靠拢，胸部略微靠近垫子。

——呼气，使肩胛骨向外滑动至肋骨两侧，上背部稍弓起。

——重复3次，找到肩胛骨的中立位。

## 第四章　孕期身体管理与运动康复指导

颈部和胸椎保持自然的生理弧度，从头顶到尾骨伸展整个脊柱。

4）注意事项：

——避免骨盆和脊柱向着垫子方向塌陷。

——骨盆倾斜幅度小，感觉舒服，身体的其他部分也会轻轻回应，但不要过度。

——伸直手臂，但不要锁死肘关节。

——保持胸部和肩的前侧展开，避免颈部紧张。

孕晚期的选择：如果手腕不舒服，在掌根处垫上折叠的毛巾，可以减轻手腕压力。

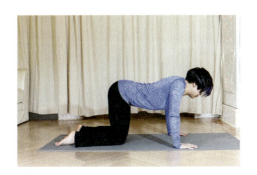

肩胛骨正确位置意识

（6）跪姿

1）适合对象：所有阶段的女性。如果膝盖有问题或这个姿势不舒服就不要做。

跪在垫子上，小腿平行，与髋同宽，确保自身的体重向下均匀落在小腿上。

2）注意事项：

——想象脊柱向上延伸。

——腰的两侧均匀伸展。

——放松肋骨。

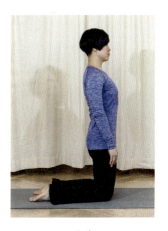

跪姿

——肩胛骨在上背部变圆、变宽地打开，胸前的锁骨展开，胸骨放松。

——手臂自然伸直放于身体两侧。

——颈部放松，头部自由地漂浮在脊柱的顶端，感觉头顶向天花板延伸。

（7）俯卧姿势

1）适合：备孕期、孕20周前、产后的女性。如果胸部不舒服，可以垫一个扁平的靠垫，另外一个扁平的靠垫放在腹部，避免下背部下沉太多。

——俯卧，身体呈一条直线，使靠垫辅助身体中心排成一条线。

——指尖相碰，掌心向下，肘关节打开，将前额放在手背上。

——双腿平行，与髋同宽。

2）注意事项：

——保证体重均匀分布于骨盆前侧，避免塌腰或弓背。

——胸部展开，通过肩膀的感觉放松，锁骨变宽。

——如果需要，可以在胫骨下方垫一个枕头。

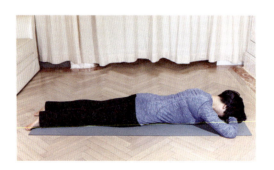

俯卧姿势

（8）侧卧体位

1）适合对象：所有阶段的女性。如果有骨盆带疼痛，可用靠垫。随着胎儿的长大，需要几个枕头作支撑。

2）开始姿势：侧卧，沿着靠垫边缘身体呈一条直线。

## 第四章 孕期身体管理与运动康复指导

——伸展下方的手臂，和身体呈一条直线。在头部和手臂之间垫一个薄薄的靠垫，使头部和脊柱呈一条直线。

——双膝弯曲，使膝盖和臀部保持合适的角度，骨盆中立，膝盖对齐，肩膀对齐。

——如果要伸直腿，应和髋关节呈一条直线。

3）注意事项：

——避免身体向前卷曲或向后倾斜，想象躺在两面玻璃之间，将身体堆叠起来。

——骨盆、脊柱处于中立位。

——均匀地伸展腰的两侧，脊柱下方的一侧非常容易下沉至靠垫上，否则脊柱就塌陷了。

——用伸展的手臂或靠垫支撑头部，确保头部抬得足够高，使头部、颈部和脊柱上段呈一条直线。

4）孕晚期的选择：需要几个枕头和结实的靠垫作为支撑，用来支撑隆起的腹部下方、腰的下方、膝盖中间。

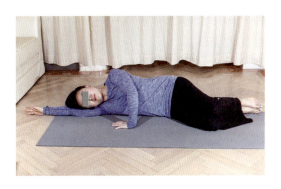

侧卧体位

（9）站立位身体结构排列：孕妇一般身体重心会改变，由足跟和踝部承担体重，而不是在足弓之上。理想状态是将80%的体重均衡在足弓上方，通过垂直作用对抗重力。

1）适合对象：所有阶段的女性。怀孕时要避免长时间的静止站立。

2）开始姿势：站立在地板上，两脚分开与髋同宽，手臂在身体两侧向下延伸。

3）动作：

——从踝关节轻微地向前倾斜，使体重转移至脚踝，脚跟保持向下不要离地。

——从踝关节轻微向后倾斜，使体重转移至脚跟，脚趾伸展放松。

——将体重放于双足中间、在足弓上方、大脚趾底部、小脚趾底部、脚跟的中央。

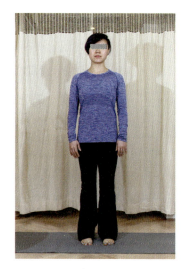

站立位身体结构排列

——延伸双腿，膝盖柔软。

——骨盆稍微前倾，耻骨联合向后移动，下背部稍微有弧度。

——经过中立位，骨盆稍微后倾，使耻骨联合向前移动，下背部稍微弓起。

——骨盆回到中立位，保持耻骨联合和髂前上棘在同一个水平面。

——均匀伸展两侧腰部。

——放松肋骨。

——肩胛骨在上背部分开，锁骨展开，放松胸骨。

——手臂自由垂直在肩关节里，感受腋窝下的空间、延伸的感觉和双手的重量。

——放松颈部，想象头部在脊柱顶端自由地漂浮，感觉头顶向上延伸至天花板。

——下颌的肌肉放松。

——用胸廓自然呼吸。

（二）呼吸

大部分呼吸练习均用横向胸式呼吸，也可以用深的腹式呼吸动员盆

## 第四章 孕期身体管理与运动康复指导

底肌。有效的呼吸依赖良好的姿势。弯腰驼背、肋骨被压迫、胸腔受限等，这样的姿势不可能有高效的呼吸。

横向胸式呼吸：帮助女性感觉呼吸时胸廓的扩张和缩拢。

（1）适合对象：所有阶段的女性。

（2）开始姿势：坐位或站立位。双手放于两侧肋骨的下半部分。

（3）吸气：吸气时关注后背和肋骨的两侧。想象给气球逐渐充气，肺会扩张，肋间隙会变宽。不要关注在吸气上，去感受肋骨扩张时双手的运动，这不仅是向上提升的肺扩张了肋骨，还有下降的横膈直至腹腔，使腹部向外膨胀。试着用鼻吸气，保持肩膀放松。

（4）呼气：呼气时感觉空气被温柔地完全排出，就像从自己的嘴里发出一声深深地叹息，从肺的最底部排出。肋骨开始收缩，横膈开始上升，双手回到开始位置。

（5）记住：

1）运动时，不要憋气。

2）不要鼓起脸颊和撅起嘴唇，这会使颈部、下颌、面部紧张。

3）充分而自然地呼吸。

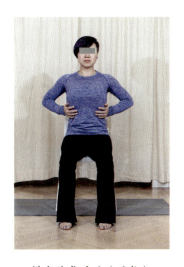 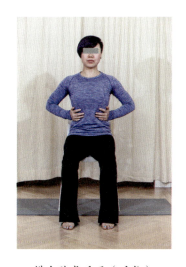

横向胸式呼吸（吸气）　　　　横向胸式呼吸（呼气）

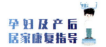

## （三）核心稳定和移动

身体通过各种关节产生运动。如果我们有控制地运动，一些关节将向着确定的方向运动，而其他关节却可以保持静止。

核心稳定是指有能力稳定和控制身体各段不同的位置，即骨盆、脊柱、躯干、手臂和头。我们必须锻炼核心肌肉，这是运动的基础。

孕期的激素使关节变得不稳定，随着胎儿的长大和子宫的增大，脊柱的稳定性越来越受到挑战。之后，产妇照顾婴儿不可避免地需要进行大量的弯曲、提升、搬运、旋转等动作。通过练习，希望产妇可以为身体打下基础，能够下意识、自动地运用深层核心肌肉，来适应这些动作，以免对机体造成伤害。

运动时，身体在必要时应动员深层的稳定肌肉，且只动员需要控制运动所需的深层肌肉，不断地调整核心肌肉的控制水平，以满足身体的需求。如果在开始就过多动员了不必要的肌肉，在结束"固定"时，会变得僵硬，进而破坏了自然的运动。

**1. 卷曲的拉链——找准自己的核心**

（1）适合对象：所有阶段的女性。

在练习时经常用这句短语提示：拉上拉链（指盆底肌提拉向上至腹部收紧的动作），与中心保持持续的、合适的连接。

（2）开始姿势：笔直地坐在椅子上，双脚踩在地上，与髋同宽。体重均匀地分布在两个坐骨上，脊柱在中立位延伸。

（3）动作：

1）吸气准备，延伸脊柱。

2）呼气，轻轻收紧肛门，就像努力不要放屁一样，然后将这个感觉向前带到耻骨，就像努力憋着小便一样，持续轻柔地将盆底肌向里、向上拉。

3）想象自己正在从后向前、向上、从里拉上一根拉链。怀孕时，女性可以感觉到隆起的腹部轻柔提升。

## 第四章 孕期身体管理与运动康复指导

4）保持这个核心连接，自然地呼吸5次。使肋骨仍然自如地移动，然后放松。

（4）注意事项：

1）拉链向上或向里拉得不要太用力，不要强迫和绷紧。

2）使臀部肌肉放松。

3）保持胸和肩的前侧打开，避免任何颈部的紧张。

4）保持呼吸平滑均匀，肋骨和腹部仍能随着吸气扩张，这说明自己没有过度移动。

5）如果失去了连接，放松，从头开始。

6）怀孕时，专注地轻柔地将腹部向上提升，想象从里面拥抱自己的宝宝。练习得越多，就会成为本能。

### 2. 四足跪爬：连接自己的核心

（1）适合对象：所有阶段的女性。产妇在产后的最初几周用靠垫。

（2）开始姿势：四足跪爬。

（3）动作：

1）吸气准备。

2）呼气，轻轻收紧肛门，就像努力不要放屁一样。然后将这个感受向前延伸至耻骨。将里面的肌肉向上拉，直至感受到隆起的腹部在提升。

3）保持这个姿势，自然呼吸5次，然后放松。确保自己的下腹部和肋骨仍能随着呼吸移动。

## 四、改善姿态的运动及注意事项

### 1. 颈部转动和下颌缩拢

（1）适合对象：备孕期、孕早期和产后的女性。可以帮助女性提高头、颈部和中立位身体结构排列意识，减轻颈部紧张。

（2）开始姿势：坐位。放松身体，手臂在体侧延伸。

（3）动作：

1）吸气，准备。

2）呼气，延伸颈部后侧，将头部向前倾斜，下颌向下拉，颈部轻轻弯曲。

3）吸气，轻轻将头向后倾斜，经过中立位时不用停留，轻轻延伸颈部。重复5次，找到中立位（颈部既不前屈也不后伸，双眼正视前方，即为中立位）。

4）呼气，保持颈部放松，将头部转向一侧。重复5次。

5）吸气，将头部转回中间，重复另一侧。

重复5次。将头部转回中间，两侧颈部均匀延伸。

（3）注意事项：

1）这个动作幅度非常小，应感觉舒适、缓慢而有控制地完成。

2）保持颈部延伸，特别是向后倾斜头部时。

3）在整个运动过程中，保持颈部两侧的伸长，避免任何一侧的弯曲。

4）保持背部自然的中立曲线。

## 2. 坐姿耸肩加直臂按压

坐姿耸肩加直臂按压可以缓解颈部和上背部紧张，打开胸部，改善肩带组织。

（1）适合对象：所有阶段的女性。

（2）开始姿势：上身笔直坐位。手臂在身体两侧延伸，掌心向内。

（3）动作：

1）呼气，准备。

2）吸气，延伸颈部后侧，两肩一起向着耳朵耸起。

3）呼气，沉肩还原。

4）吸气，掌心向后，手臂伸直，柔和地将手掌向后推，脊柱和颈部向上延伸。

5）呼气，手臂有控制地还原。

重复 5 次。

（4）注意事项：

1）运动过程中保持颈部延伸，特别是手臂向后按压时。

2）手臂向后按压时，尽量不要耸肩。

3）保持背部自然的中立曲线。

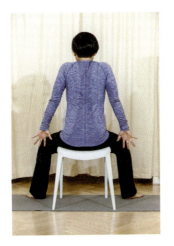 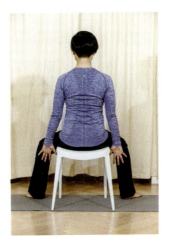

坐姿耸肩加直臂按压（吸气）　　　坐姿耸肩加直臂按压（呼气）

### 3. 坐姿肩胛骨挤压

坐姿肩胛骨挤压可以缓解颈部和上背部的紧张，扩展胸部，改善肩带组织。

（1）适合对象：所有阶段的女性。

（2）装备：没有把手的结实椅子。

（3）开始姿势：脸朝椅背跨坐，感觉舒服，双腿从髋关节向外打开，双脚掌踩在地上。

（4）动作：

1）从髋开始，身体作为一个单元从髋关节向前移动，手臂伸直向下，放在背后，掌心向后。

2）吸气，手臂从身体两侧向后打开，锁骨展开。

3）呼气，肩胛骨挤在一起，手臂靠拢，保持伸直。

4）吸气，拉长手臂，再次回到起始的状态。

重复6次，身体恢复至直立向上。

（5）注意事项：

1）保持脊柱向上拉长延伸，给胎儿创造空间。

2）不要抬头，颈部保持拉长，与脊柱成一条直线。

3）不要转动手腕和手。

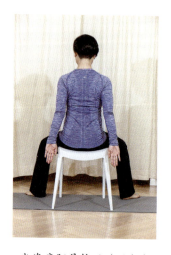 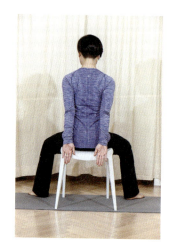

坐姿肩胛骨挤压（吸气）　　　坐姿肩胛骨挤压（呼气）

### 4. 上臂外旋

由于孕期乳房重量增加，圆肩的姿势就更加明显，胸和肩的前侧会变得非常紧，上臂外旋有助于放松和展开胸部肩膀的前侧。

（1）适合对象：所有阶段的女性。

（2）开始姿势：站立或坐位。屈肘，手向外展开，就像托着托盘。

（3）动作：

1）吸气，肘关节在肩膀的正下方，手臂从肩关节向外打开。

2）呼气，手臂回到开始姿势，前臂再次平行。

重复10次。

## 第四章　孕期身体管理与运动康复指导

（4）变式：帮助协调和平衡，这次只向外打开一侧手臂，同时，头转向另一侧，转动头部时，向上拉长，眼睛平视前方。

（5）注意事项：

1）从头顶向上拉长。

2）确保上臂外旋的动作只从肩关节开始，肩胛骨在肋骨后面保持分开。

3）手和前臂成一条直线。

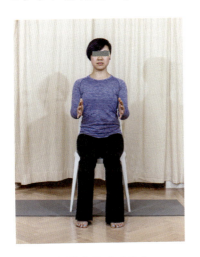
上臂外旋（呼气）

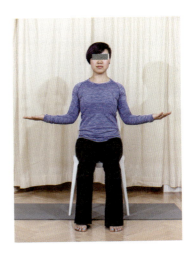
上臂外旋（吸气）

### 5. 手臂上举

手臂上举可以建立抬起手臂而又不会过度使用相关肌肉的正确运动模式。

（1）适合对象：所有阶段的女性。

（2）动作的顺序：首先，只是将手臂向上、向外打开；其次，感觉肩胛骨开始运动，即向下画圈，围绕肋骨的后面；最后，锁骨会略微抬高。

（3）开始姿势：站立或坐位。将右手放于左肩，感觉到锁骨，尽量使锁骨保持静止。拉上拉链，在整个运动过程中保持与核心持续的、合适的连接。

（3）动作：

1）吸气准备，向上延伸脊柱。

2）呼气，慢慢开始抬高手臂，肩胛骨像翅膀一样打开，想象着手是手臂的引导，手臂跟着手向上移动至肩的上方，使手臂自然在肩关节里翻转。

3）吸气，手臂还原到起始位置。每天做3次。

（4）注意事项：

1）保持上半身展开的感觉。

2）抬手时，不要过度耸肩，使上半身自然地运动，不要紧张。

3）用呼气让胸骨放松，在向上举手时收拢肋骨。

4）不要锁住肘关节，使手臂延伸，不要弯曲，确保手臂上举的动作只来自肩膀。

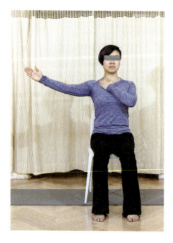 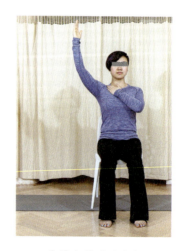

手臂上举（吸气）　　　　　　手臂上举（呼气）

## 6. 肋骨下沉

肋骨下沉可以进一步挑战自身控制脊柱的能力，尤其是控制肋骨的能力。随着腹部的隆起，肋骨会提升，不做运动康复将无法恢复至孕前状态。

## 第四章　孕期身体管理与运动康复指导

（1）适合对象：备孕期、孕早期、产后的女性。孕晚期采用靠墙的姿势。

（2）开始姿势：仰卧屈膝，手臂在身体两侧。整个练习过程中保持与核心持续的、合适的连接。

（3）动作：

1）吸气，双臂抬至与肩高，掌心向下。

2）呼气，双臂举过头（孕晚期，背靠着墙），保持颈部延伸和有支持，阻止肋骨下沉，让脊柱静止和稳定。

3）吸气，手臂回到与肩高，感觉肋骨很重，胸部展开。

4）呼气，放下手臂，回到身体两侧，延伸手臂。重复10次。

（4）注意事项：

1）大部分人的手臂是不能碰到地板（或墙壁）的。

2）举起手臂时保持脊柱延伸。

3）不要耸肩，使肩部自然运动，没有紧张感。

4）呼气时，专注在胸部的关闭和展开上。

5）充分伸展手臂，避免肘关节锁死。

6）保持颈部伸长、自由且不紧张。

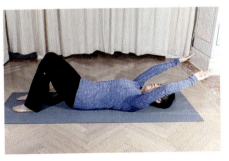
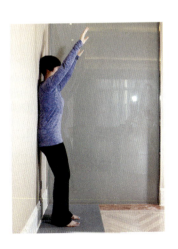

肋骨下沉

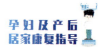

# 第三节 孕中期的运动（孕17~28周）

## 一、孕妇的身体变化

在怀孕的前16周，胎盘逐渐形成。大多数孕妇恶心、呕吐的症状消失了，感觉会渐渐良好起来，能量又回来了。

随着腹部逐渐隆起，到孕16周，子宫的顶部接近到肚脐的一半，孕18周到肚脐的高度，孕36周到横膈膜下面。子宫快速增长，向上挤压内脏，开始和肋骨"抢地方"，孕妇的心脏负担逐渐加重，血压开始升高，容易出现相对性贫血；消化系统功能迟缓，可能有胃灼热、便秘、腹胀、肠胃胀气等症状；腹肌由于变大的腹部开始伸展和分离；腿部抽筋可能会越来越严重；孕妇开始出现仰卧低血压综合征。

我们建议改变孕中期练习开始的姿势，避免仰卧位、半卧位，避免强烈的用到腹肌的练习，即卷腹一类的练习。

## 二、运动时的注意事项

（1）练习时准备枕头和靠垫，用以调整动作，确保运动的区域足够宽敞。

（2）如果感觉疲劳，就不要锻炼。运动中感到疲劳应立即停止。

（3）避免重复太多次数，不需要所有的动作全部都完成。

（4）慢慢地、频繁地改变姿势。

（5）尽量不要连续做太多站立姿势。

（6）如果感觉头晕，可以处于左侧卧位，这是休息的理想姿势。

（7）练习的间隙可以适当放松，这样腹部能休息一下。

（8）避免过度伸展。

（9）如果想伸展腘绳肌和内收肌，可以慢慢地均匀地完成。

（10）如果呼吸短促，就自然呼吸，不要屏气。

（11）练习前排空膀胱。

## 三、孕中期的运动方式与技巧

### 1. 坐位腰旋转

坐位腰旋转可以帮助孕妇学习如何有控制地逐节旋转脊柱，同时锻炼腰部周围的肌肉。

（1）适合对象：所有阶段的女性。

（2）开始姿势：坐在椅子上，或坐在垫子上，盘起双腿，双臂低于肩膀高度，置于胸前，手指相对，掌心向下。

（3）动作：

1）吸气，准备，拉长脊柱。

2）呼气，先是头部，然后是颈部、躯干，转向左侧，骨盆稳定，保持从头顶向上拉长。

3）吸气，继续向上拉长脊柱，旋转躯干、颈部、头部回到开始姿势。

重复5次。

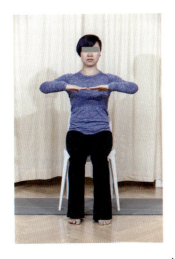 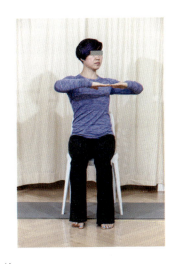

坐姿腰旋转

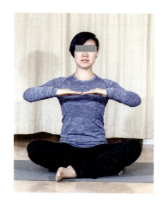 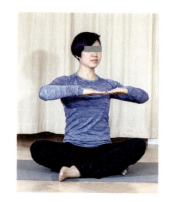

坐姿腰旋转

（4）注意事项：

1）骨盆静止稳定，体重均匀分布于坐骨上。

2）手臂随着躯干运动，而不是手臂引导运动。

3）保持两侧腰部均匀拉长。

4）旋转还原时从中心开始，想象螺旋形地向上旋转。

**2. 侧面拉伸**

侧面拉伸能伸展和强壮腰部肌肉，组织了脊柱侧面的逐节伸展。

（1）适合对象：所有阶段的女性。孕晚期选择感觉舒服的开始姿势，不要过度伸展，特别是有很大的腹直肌分离时。

（2）开始姿势：站立、坐在椅子上或垫子上、靠在墙上、靠墙滑动、跪着的姿势。

（3）动作：

1）吸气，举起右臂。

2）呼气，右臂向上伸展，头部带动脊柱逐节向左侧弯，左臂向靠垫滑得更远。如果站立体位，左臂保持伸长，沿着左腿外侧向下滑动。

3）吸气，保持脊柱伸展。

4）呼气，拉长的脊柱，由脊柱开始逐节回到中立位，放下右臂到身体右侧。两侧交替，重复5次。

## 第四章　孕期身体管理与运动康复指导

（4）注意事项：

1）向上伸展时，从头部的倾斜开始运动，继续运动颈部，然后是肋骨，回到竖直姿势，反过来逐节运动，一直保持脊柱的拉长，关注脊柱与核心的连接。

2）伸展时，保持手臂和头部的关系，不要耸肩。

3）伸展时，向上拉长身体两侧。

4）只有一个平面的运动——侧面拉伸，不要向前弯曲和向后拱背。

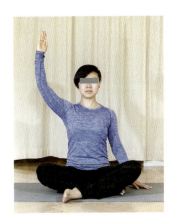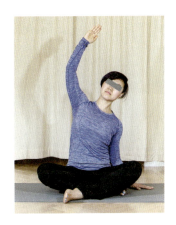

侧面拉伸

### 3. 尾骨水平摆动

（1）适合对象：所有阶段的女性，特别对于第一产程的女性有用。产后最初几周应谨慎。

（2）开始姿势：四足跪爬。

（3）动作：

1）吸气，准备，拉长脊柱。

2）呼气，向左摇动尾骨，将骨盆的左侧拉向左肩，尽量保持骨盆与地面水平。

3）吸气，带动骶骨回到腰部内侧均匀等长。

4）呼气，向右摆动尾骨，就像第二步。

5）吸气回到中间。每侧重复5次。

（4）注意事项：

1）一侧腰缩短时，另一侧拉长，但要尽量给两边创造长度和空间。

2）保持核心连接，避免骨盆和脊柱向垫子塌陷。

3）伸直手臂，避免锁死肘关节。

4）保持胸部和肩部的前侧打开，避免颈部紧张。

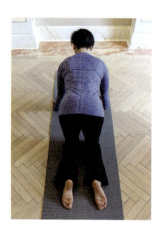
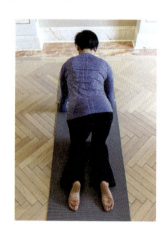

尾骨水平摆动

### 4."猫"势

"猫"势可以消除脊柱的压力并柔和地动员脊柱，缓解肌肉紧张。

（1）适合对象：所有阶段的女性。产后最初几周应谨慎。

（2）开始姿势：四足跪爬。

（3）动作：

1）吸气，准备，拉长脊柱。

2）呼气，向下卷曲骨盆，下背部慢慢弓起，继续卷曲，使上背部也弓起，顺延到颈部，最后轻轻地向前点头。

3）吸气到肋骨下方，保持脊柱呈C形。

4）呼气，打开坐骨，将骨盆带回中立位，散开脊柱，使骶骨远离，回到开始的中立位。

5）吸气，保持中立位。

6）呼气，慢慢地向前挺胸，展开锁骨。这是一个精细的动作，不要使下背部下沉，保持骨盆中立位。重复10次。然后回到休息姿势。

（4）注意事项：

1）动作由骨盆开始，而不是从腰椎开始。

2）注意展开锁骨，不要耸肩。

3）肩胛骨保持展开，不要靠在一起。

4）如果手腕疼痛，可将手腕用毛巾垫高。

5）整个过程始终保持脊柱的延伸。

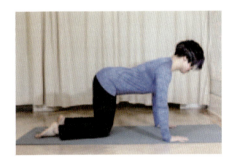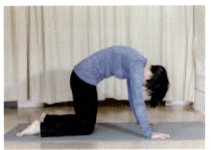

"猫"势

### 5. 倾斜的"猫"势（变式）

倾斜的"猫"势是优美地伸展背部和侧面。

（1）适合对象：所有阶段的女性。孕晚期的腹部会妨碍动作，就继续做正常的"猫"势，产后前几周应谨慎。

（2）开始姿势：四足跪爬。开始之前，先练习一个正常的"猫"势。将左手放在右手前面，尽量从腰部保持拉长。

（3）动作：

1）吸气，准备，拉长脊柱。

2）呼气，像猫一样向上卷曲骨盆。

3）吸气，感觉气吸到下段肋骨，保持脊柱呈C形。

4）呼气，散开脊柱，回到开始的中立位。重复5次，换另一侧。

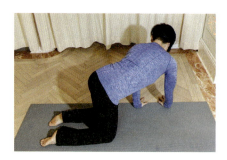 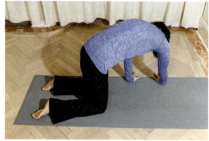

倾斜的"猫"势

### 6. 四足伸展

四足伸展可以增强肩和髋，以及脊柱、骨盆的稳定性，强化肩带力量。

（1）适合对象：所有阶段的女性。产后最初几周应谨慎。

（2）开始姿势：四足跪爬。

（3）动作：

1）吸气，准备，拉长脊柱。

2）呼气，手臂保持伸直，脊柱延伸放松，向前伸展左臂，不离开靠垫。

3）吸气，还原至开始姿势。

4）呼气，手臂保持伸直，脊柱延伸放松，向前伸展右臂。

5）吸气，还原至开始姿势。

6）依次伸展左腿、右腿。重复3次。

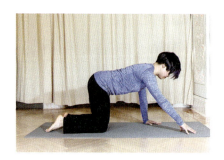 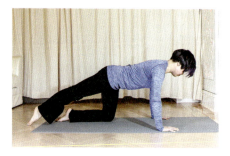

四足伸展

### 7. 普拉提蹲

（1）适合对象：所有阶段的女性。孕35周时，胎儿处于臀位，暂时避免下蹲。

（2）开始姿势：站立。侧弯面对墙和椅子，以防失去平衡，先站立位，想象自己吞了一根长棍，双臂自然下垂在身体两侧，掌心向内。

（3）动作：

1）吸气，准备，拉上脊柱，屈膝，同时，骨盆轻轻从髋关节向前移动，双臂向前伸展，掌心相对，帮助身体保持平衡。

2）呼气，伸直腿，回到直立的开始姿势。变式：尝试加上轻的负重。

（4）注意事项：

1）不要抬头，保持颈后拉长。

2）不要蹲得太低，不要使骨盆比膝盖低。

3）检查踝关节、膝关节和髋关节，向前移动时保持在一条直线上。

4）不要使膝关节或踝关节内旋、外旋。

5）向上伸直时，全脚掌均匀向下压。

6）保持足跟不离地。

7）感觉脊柱向上拉长和延伸。

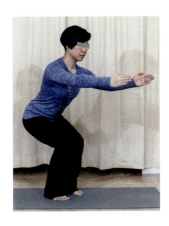 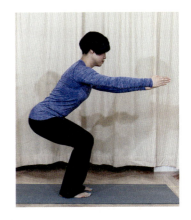

普拉提蹲

### 8. 网球提踵

网球提踵可以强化踝关节和足部的力量，提高姿态意识和控制平衡，还能锻炼小腿。对小腿痉挛有帮助。

（1）适合对象：任何阶段的女性。

（2）开始姿势：站立位。旁边放一把结实的椅子，或靠近墙，可以帮助保持平衡。双腿平行，略比髋窄。如果用球，则可夹在踝关节之间，置踝内侧骨头的下面。

（3）动作：

1）吸气，准备，拉长脊柱。

2）呼气，抬高脚踝，脚跟离地，保持脊柱延伸和稳定。

3）吸气，脚跟落回地板，拉长头顶。

4）呼气，慢慢屈膝，脚跟不离地。

5）吸气，伸直腿回到开始姿势。重复8次。

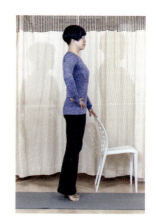

网球提踵

（4）注意事项：

1）重心落下时，想象着脊柱向上远离地面。

2）保持腰部两侧拉长。

3）保持体重均匀平衡地分布在双脚上。

4）不要使脚旋内或旋外。

5）保持双腿正确的结构排列，确保踝关节、膝关节和髋关节成一条直线。

6）保持胸和肩的前侧展开，避免颈部紧张。

### 9. 踝画圈

踝画圈可以改善腿部的血液循环。

（1）适合对象：所有阶段的女性。

（2）开始姿势：仰卧屈膝。一侧膝盖靠近胸前，或坐在椅子上，双手轻轻扣住腘窝，小腿轻轻上抬，脚略高于膝盖。

## 第四章 孕期身体管理与运动康复指导

（3）动作：

1）腿保持不动，踝关节屈伸，向外画圈，尽量使脚和脚趾拉长，但不紧张。

2）重复5次，然后反方向重复5次。

（4）孕晚期的选择：坐在椅子上，确保体重均匀分布在坐骨上，向下用双手托住弯曲的腿，可以放松核心肌肉，自然呼吸。

（5）注意事项：

1）保持骨盆中立，稳定，不要旋转。

2）保持大腿和胫骨静止时正确的结构排列，只是单纯地从踝关节画圈。

3）尽量完整和均匀地画圈。

4）保持胸部和肩部的前侧展开，避免颈部紧张。

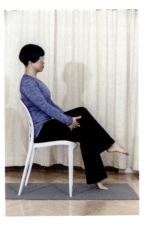

踝画圈

### 10. 盆底升降机

盆底升降机是可以帮助盆底肌收缩和放松的控制练习。

（1）适合对象：所有阶段的女性。

（2）开始姿势：坐在椅子上，双脚着地，与髋同宽，大腿内侧并拢，体重平均分布在坐骨上，脊柱在中立位拉长。想象盆底是"大楼里的电梯"。盆底肌完全放松时在"地下室"。

（3）动作：

1）深吸一口气，拉长脊柱。

2）呼气，从后侧向前拉上卷曲的拉链，想象温柔地关上了电梯门。

3）吸气，保持关门状态。

4）呼气，电梯从地下室向上到1层。

5）吸气，电梯停在1层，关着门，这能柔和地保持与骨盆底连接。

6）呼气，慢慢将电梯升至2层，可以更多地动员盆底肌。

7）吸气，保持电梯在2层。

8）呼气，升高电梯到 3 层，继续动员盆底肌，但避免过度夹紧。

9）吸气，保持电梯在 3 层。

10）呼气，慢慢下降电梯至 2 层。

11）重复下降，直至 1 层。

12）吸气，呼气时使电梯下降至地下室，打开门。

13）吸气，然后呼气，重新温柔地关上门。

重复 3 次。

# 第四节　孕晚期的运动（孕 29 周至分娩）

## 一、孕妇的身体变化

孕 36 周时，子宫到横膈膜下面，肚脐突起来，皮肤出现色素沉着，下腹部后面的脊柱凹陷更加明显。身体重心因子宫和乳房的增大而向上、向前转移，出现姿势性代偿，以维持平衡与稳定。重量转移至脚跟，将重心移向更后面的位置，形成怀孕时常出现的"摇摆"步态。

痔疮和静脉曲张可能出现，孕期运动可以促进血液和淋巴系统循环，盆底练习能够改善骨盆区域的血液循环。此时孕妇应避免站立过久，穿支持弹力袜，不穿高跟鞋，把体重增加控制在理想范围之内。

体液的积累会导致小腿痉挛，且容易发生在晚上，小腿伸展会有帮助。孕妇应尽量避免站立过久，不连续做太多的站立练习。偶尔伸直脚趾也会引起痉挛，如果发生痉挛，应使足背屈曲，让脚趾朝着脸；另外，也可以在白天抬高腿来避免小腿痉挛。

随着孕程进展，由于体液滞留和子宫压迫横膈膜，引起下段肋骨的上提和外翻而造成呼吸的改变，呼吸变短，此时横向胸式呼吸会有帮助。另外，孕期运动时不要憋气。

接近预产期时，假性收缩会变得强烈。如果宫缩在 30 分钟后还未停止，则提示可能要临产了。

## 二、孕晚期的运动方式与技巧

### （一）手臂打开

（1）适合对象：所有阶段的女性。

（2）开始姿势：右侧卧。头下垫个枕头，使之与颈部、脊柱保持正确的结构排列。向前屈膝，使髋关节和膝关节弯曲在恰当的角度。一个枕头夹在两膝、两踝之间，另一个枕头垫在腹部和腰部的下方。向外拉长手臂至身体的前方，与肩同高。拉上拉链。

（3）动作：

1）吸气，抬起上方的左手臂，手指指向天花板，同时将头部和颈部转向天花板。

2）呼气，继续向左旋转头部、颈部和上段脊柱。脊柱带动左臂，朝着更远的方向打开。膝盖和骨盆保持静止不动。

3）吸气，脊柱向右转动返回，从中心启动动作，同时，手臂回到肩关节上方，指向天花板。

4）呼气，旋转，脊柱和手臂回到开始的姿势。

（4）注意事项：

1）确保左侧卧开始姿势时正确的身体结构排列，肩对着肩，髋对着髋，膝对着膝，脚对着脚。

2）整个过程确保骨盆稳定。

3）旋转时，继续拉长脊柱，避免拱背和腰部缩短。

4）不要使手臂运动超出脊柱的旋转。

5）打开和收回手臂时，保持颈部的拉长。

6）完全拉长手臂，避免锁死肘关节。

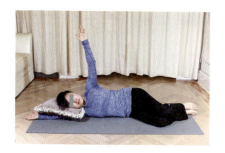 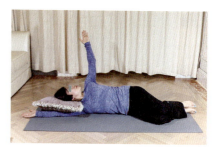

手臂打开

### （二）侧卧画圈

侧卧画圈可以在活动髋关节的同时，强壮臀肌，稳定躯干。

（1）适合对象：所有阶段的女性。如果有骨盆带疼痛，应听取医生的建议。

（2）开始姿势：右侧卧。右手臂向外伸展，与身体成条一直线，头放在手臂上，也可以在头下方放一个枕头，尽可能使颈部和脊柱成一条直线，双腿向前弯曲。孕晚期时，在腹部或腰部下方垫一个枕头，另一个枕头放在两腿之间。

（3）动作：

1）抬起左腿，与地面平行，伸直腿和脚尖。

2）自然呼吸，拉长脊柱，右脚尖按逆时针方向画圈。

3）一个方向重复5次（一次呼吸画一个圈），然后反方向画圈。重复2次，然后翻身换另一侧。

（4）注意事项：

1）圈画得小而均匀，腿向前的运动画多少距离，就向后画相同距离。

2）整个画圈的过程保持腿处于平行的位置。

3）保持腰的两侧提起和拉长。

4）保持胸部展开，眼睛平视前方。

5）骨盆保持稳定，动作来自髋关节，腿的运动和其余身体分离。

6）下方的腿帮助身体保持平衡。

## 第四章 孕期身体管理与运动康复指导

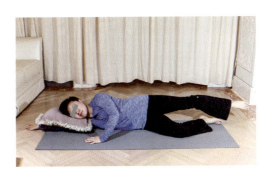

侧卧画圈

### （三）"牡蛎"势

"牡蛎"势在打开髋关节的同时，可以强化深层的臀肌，稳定骨盆。

（1）适合对象：所有阶段的女性。如果骨盆带有疼痛，应听从医生的建议。如果是剖宫产，产后应小心打开膝盖，不要牵拉到瘢痕。

（2）开始姿势：右侧卧。伸直下面的右臂，与脊柱成一条直线，骨盆和脊柱中立位。在头部的下方垫一个扁平的靠垫或折叠毛巾，左手撑在胸前的靠垫上，双膝弯曲，脚跟与骨盆的后方对齐。如果是孕晚期，在腹部和腰部的下方以及两膝之间垫上枕头。

（3）动作：

1）吸气，准备。

2）呼气，打开膝盖，保持双脚并拢。这个"打开"的动作来自髋关节，保持骨盆静止和稳定。

3）吸气，有控制地将腿收回至开始姿势。重复10次，然后换另一侧。

（4）注意事项：

1）在不影响骨盆位置的情况下，尽可能打开上方的腿。

2）整个过程保持腰的两侧提起和拉长。

3）上方手臂的位置是为了帮助支撑身体，但应避免过多的重量在上方手臂上。

4）保持胸部打开，目视前方。

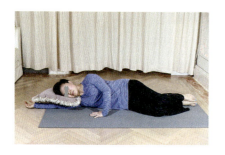 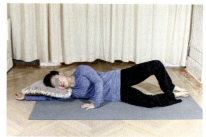

"牡蛎"势

## （四）滚动步

滚动步可以活动双脚、双踝，能促进腿部的血液循环，防止水肿。

（1）适合对象：所有阶段的女性。

（2）开始姿势：站立位。扶着墙或高的椅背。

（3）动作：自然呼吸，抬起双脚至前脚掌在地上，然后放下一个脚跟，另一个前脚掌在地上，微屈膝，抬起双脚至前脚掌，换腿。转移重心的过程中不要摆动髋部，坚持练习2分钟。

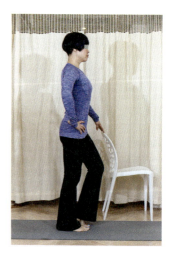

滚动步

（4）注意事项：

1）想象脊柱向上延伸，注意重心不要偏向一边。

2）尽量保持骨盆水平，腰部的两侧均匀拉长，不摇摆。

3）经常检查膝盖弯曲，朝向第2脚趾。

4）保持动作流畅。

## （五）小腿伸展

小腿伸展可以缓解小腿肌肉痉挛。

（1）适合对象：所有阶段的女性。

（2）开始姿势和动作：

1）站在墙边上或结实的椅子边上。

2）一只手扶墙或椅子作为支撑。

3）一侧膝盖弯曲，另一条腿向后迈一步，目视前方，后面的腿伸直，但膝盖不锁死，脚趾向前，脚跟落下，拉伸小腿肌肉，使体重均匀分布在两脚的大脚趾、小脚趾和足跟。

4）保持伸展20秒，然后放松，向前并步，换另一侧。

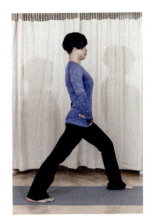

小腿伸展

（3）注意事项：

1）保持脊柱向上拉长。

2）两脚左右分开一个脚掌的宽度。

3）前面的脚趾朝前，膝盖弯曲，对着第2脚趾。

4）后面的脚趾也朝前，伸展到整个小腿。

## （六）足部的系列练习

很多足部问题从孕期开始，无法自己解决。承担怀孕增加的额外的体重给足弓和双脚的关节造成了巨大的压力，最后可能导致足弓塌陷。因此，越早开始足部的练习效果越好。

**1. 足弓锻炼**

（1）适合对象：所有阶段的女性。

（2）开始姿势：笔直地坐在椅子上，脚掌着地，双腿平行，与髋同宽，放松核心肌肉，自然呼吸。

（3）动作：

1）脚趾伸展，不要缩紧，将脚趾根向后拉向脚跟。

2）放松双脚，回到拉长的姿势。重复10次。

（4）注意事项：

1）脚趾放松，运动足弓。

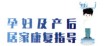

2）确保双脚均匀地接触地板，不内翻、外翻。

3）保持好髋关节、膝关节和踝关节的结构排列。

4）想象自己正用足弓从地面捡起东西，而不是用脚趾从地面捡起东西。

**2. 脚趾波浪**

脚趾波浪可以柔和地组织双脚的关节。

（1）适合对象：所有阶段的女性。

（2）开始姿势：笔直地坐在椅子上，双脚压紧地面，与髋同宽，放松核心肌肉，自然呼吸。

（3）动作：

1）首先，只抬起大脚趾，其余脚趾放下。

2）然后，放下大脚趾，尽力将其余四个脚趾抬起。

3）放下脚趾。

4）尝试完整的波浪。抬起大脚趾，然后按顺序依次抬起其他脚趾，直至所有脚趾剥离垫子，检查有没有用脚趾的内翻、外翻作弊。

5）按顺序依次放下脚趾，从小脚趾开始，尽可能宽地向外打开。重复5次。

（4）注意事项：

1）保证足关节、踝关节、膝关节和髋关节在一条直线上。

2）保持骨盆和脊柱稳定和垂直的姿势。

**3. 脚趾爬行**

脚趾爬行可以强壮和组织足弓、足关节和脚趾。

（1）适合对象：所有阶段的女性。

（2）开始姿势：面对墙仰卧。将脚向上踩在墙上，整个脚掌都在墙上，屈髋屈膝90°，双腿平行，与髋同宽，核心肌肉放松，自然呼吸。

（3）动作：

1）尽量分开脚趾，向上缩紧脚趾，将脚趾轻轻在墙上向上拖拉，

## 第四章 孕期身体管理与运动康复指导

但脚不离开墙。

2）重复上面的动作，直至不能平坦地踩在墙上。

3）屈膝，将脚趾沿着墙滑下去，回到开始姿势。重复 5 次。

（4）注意事项：

1）确保双脚均匀压紧墙和地面。

2）保持好髋关节、膝关节和踝关节的结构排列。

孕晚期的选择：坐在椅子上，在地面缩紧双脚。

### （七）盆底肌控制训练

盆底肌控制训练可以帮助女性学会如何放松盆底。

（1）适合对象：所有阶段的女性。

（2）开始姿势：坐在垫子上或椅子上或靠着球，四足跪爬，或者可以尝试分娩的姿势。想象你最喜欢的花！

（3）动作：

1）吸气，准备。

2）呼气，一起动员，逐渐向上拉起盆底肌，想象花轻轻关闭，像个花苞。

3）吸气，温柔地保持花苞关闭。

4）呼气，使花慢慢地完全打开，同时通过嘴温柔地吹气。

5）吸气，轻轻关闭花苞，回到盆底肌正常的"张力"。重复 6 次。

（4）注意事项：

1）保持下巴和嘴放松，慢慢打开髋关节。

2）整个过程确保骨盆静止不动，确保臀部肌肉放松。

3）整个过程持续充分地呼吸，不要憋气。

4）保持胸部和肩部的前侧打开，避免颈部紧张。

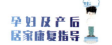

## 第五节　产前准备

### 一、有关分娩的知识

三个产程：①子宫颈扩张，第一阶段结束为过渡期（第一产程）；②分娩，胎儿娩出（第二产程）；③胎盘和羊膜囊娩出（第三产程）。

第一产程：如果有以下情况，立即求助医生。①有鲜红的血液流出。②离预产期还很久，有强烈的宫缩。③胎膜破裂，但没有宫缩。④胎膜破裂，呈绿色或棕色。⑤发现阴道里有东西（可能是脐带）。

第二产程：0.5~3小时。当胎儿的头露出时，会阴会伸展。当胎儿出生时，腿均需要舒服地打开，盆底需要放松和展开。当产妇用力时，慢慢拉长颈部的后面，下颌微含，可以减少颈部紧张。

第三产程：与宝宝肌肤接触，在享受珍贵的认识新生儿的第一时刻，也有助于子宫收缩。如果产妇的会阴撕裂，或助产士做了会阴侧切，则需要对伤口进行缝合。

### 二、产前的运动方式与技巧

#### 1.靠墙站立，下蹲

（1）适合对象：孕早期和孕晚期的女性。如果胎儿在35周时还是臀位，应听从医生建议。下蹲给膝盖造成很大的压力，有膝盖问题、静脉曲张或痔疮的产妇，要谨慎此运动方式。

（2）开始姿势：靠墙滑动的站姿，两脚分开稍宽于髋，髋关节外旋。若有陪练者，孕妇与陪练者面对面，牢牢地互相抓住前臂。拉上拉链。

（3）动作：

1）吸气，准备。

2）呼气，膝盖朝着脚趾的方向慢慢下蹲至深蹲。

3）呼吸时，慢慢沿着墙向上还原。重复8次。

第四章　孕期身体管理与运动康复指导

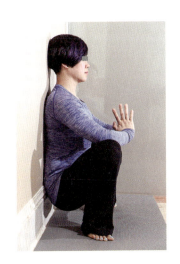

靠墙站立，下蹲

（4）注意事项：

1）膝盖朝向脚中间的方向。

2）从骶骨到头顶拉长。

3）不要使膝关节和踝关节向里或向外弯曲。

4）向上直立时，用两个脚掌均匀地压向地面。

5）脚跟尽可能不离地。

6）保持腰部拉长。

变式：陪练者加背靠球下蹲。背对墙，把一个健身球放在背后。

**2. 自由站立，下蹲**

（1）适合对象：孕早期和孕晚期的女性。如果胎儿在孕35周时还是臀位，应听从医生建议。膝关节问题、静脉曲张或痔疮的孕妇要谨慎此运动方式。

（2）开始姿势：面对面站立，双腿分开，从髋关节略外旋，互相紧握前。

（3）动作：

1）深深地吸气，准备。

2）呼气，慢慢下蹲，如果愿意，髋关节可以前移。

3）吸气，双脚向外向下压紧地面，向上还原。重复8次。

（4）注意事项：

1）膝关节朝向脚中间的方向。

2）从骶骨到头顶拉长。

3）不要让膝关节和踝关节向里或向外弯曲。

4）向上直立时，用两个脚掌均匀向下压地面。

5）脚跟尽可能不离地。

6）保持腰部的两侧拉长。

## 3.骨盆前后摆动

见孕早期运动，四足跪爬。

## 4.尾骨水平摆动

见孕中期运动。

（王曼华）

# 第五章 产后女性身体的改变

经历40周的孕期，分娩后女性的身体功能状况分为产褥期和产后恢复期。产褥期即自分娩后到子宫完全恢复至孕前状态所需的一段时期，一般为42天，即"坐月子"，这期间产后女性的各个部位及身体功能均在逐渐恢复中；特别是分娩后的1周内，女性的各个系统功能均处于生理恢复早期，主要表现为恶露的排出、子宫内膜修复、子宫复旧、伤口恢复、乳房分泌乳汁、体能恢复等。产后42天至12个月均可为产后恢复期。

产后常见的身体状况表现有以下多个方面。

## 一、乳房胀痛

产后哺乳是自然的生理表现，也是促进子宫恢复的途径。产后乳房的主要变化是泌乳。在怀孕期间由于雌激素、孕激素、胎盘催乳素升高，使乳腺发育及初乳形成。分娩后在催乳素的作用下，乳汁开始分泌，婴儿吸吮乳头可反射性地引起下丘脑分泌催乳素和缩宫素，从而促进乳汁分泌和子宫收缩复旧。吸吮是保持乳腺不断分泌乳汁的关键环节，排空乳房也是维持乳汁分泌的重要条件。乳汁分泌量的多少与产妇的营养、睡眠、情绪和健康状况有关。

哺乳过程与产妇的乳房状况有关，其中乳头状况是影响哺乳过程的重要因素。常见的乳头情况包括乳头内陷、乳头过短、乳头

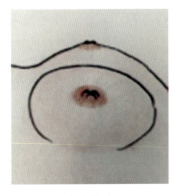

乳头内陷

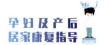

过大。因为乳头原因不能顺利哺乳或者哺乳时间规律未掌握好，都会造成哺乳期乳腺管堵塞和乳腺炎的发生。乳腺管堵塞表现为乳房胀痛、表面有硬结、乳汁输出不顺畅、婴儿吸不出乳汁等，如果不及时疏通，将会发展成乳腺炎。乳腺炎在整个哺乳期均会发生。由于乳腺管堵塞、乳头皲裂，很容易发生感染而引起炎症，表现为发热、乳房局部皮肤红肿，疼痛加剧，严重时有化脓破损、淋巴结增大的表现。规律的哺乳、正确的哺乳姿势，以及适当的乳房卫生及乳头保护，均是预防乳腺管堵塞和乳腺炎发生的有效方法。

## 二、子宫复旧

产褥期子宫的变化最大。在胎盘娩出后，子宫逐渐恢复至孕前状态的全过程，称为子宫复旧，一般为6周，主要是宫体肌纤维缩复和子宫内膜再生，同时还有子宫血管变化、子宫下段和子宫颈的复原。随着子宫肌纤维的不断缩复，子宫体积和重量均发生变化，于产后前3天宫缩明显而出现腹痛。子宫底以每天一横指或1厘米的速度下降，至产后1周仅在耻骨联合上方可触及；产后10天，子宫降至盆腔内，腹部检查触不到宫底；产后6周子宫已恢复至孕前状态。产后随着子宫蜕膜的脱落，含有血液、坏死蜕膜等组织经阴道排出，称为恶露。一般产后3天是血性恶露，产后10天逐渐变为褐色的浆液恶露，产后3周左右恶露即可排干净。若婴儿满月或42天后产妇仍有血性恶露，可考虑子宫复旧不全或有感染。子宫复旧期避免做增加腹压的动作。

## 三、腹直肌分离与腹壁松弛、妊娠纹

### 1. 腹直肌分离

由于怀孕期间孕激素、雌激素、松弛激素、黄体酮和弹性蛋白的增加，尤其是松弛激素的作用，导致腹白线松弛、腹肌变软，腹白线随着增大的子宫而逐渐变宽，左右腹直肌拉长并向两边移动。相关研究显示，

## 第五章 产后女性身体的改变

孕晚期腹直肌分离的发生率可达66%~100%。而在产后1天至8周达到恢复的最大限度，之后会出现恢复平台期，约53%的产后女性仍然存在腹直肌分离。腹直肌在腹白线中线处分开，左右腹直肌间距在2厘米以上即为腹直肌分离。腹直肌分离会造成骨骼肌肉系统的不适感如下腰背痛，以及压力性尿失禁、盆腔器官脱垂等；严重的腹直肌分离将无法独立完成由仰卧位至坐位的转移，同时产后严重的腹直肌分离会使腹腔器官经腹白线分离处凸出，形成腹部疝。

腹直肌分离的检查：患者仰卧位，屈髋45°，屈膝90°，脚掌平放于垫子上，双手交叉与胸前；医生站于患者身体一侧，测试位置有三个点：脐中、脐下2厘米、脐上2厘米；测试动作要求产妇在静卧状态和头抬起至肩胛骨下缘时的两种状态下测量左右腹直肌的间距。一般以软尺测量或手指置入腹直肌间裂口处，以大于两横指或2厘米者判断为腹直肌分离。腹直肌分离的产妇应避免做增加腹压的动作。

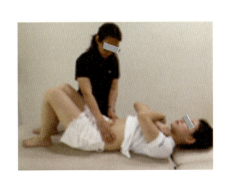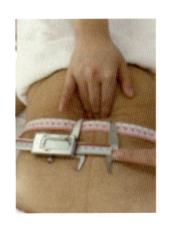

腹直肌分离检查

### 2. 腹壁松弛、妊娠纹

孕期出现的下腹正中线色素沉着在产褥期会逐渐消退。但是，由于孕期激素的作用及子宫增大，使得腹部皮肤的弹性纤维变性，腹壁皮肤张力加大，部分弹力纤维断裂，呈大量紫色或淡粉色不规律平行微凹陷的条纹，称为妊娠纹。产后由于妊娠纹、腹直肌分离及腹部筋膜松弛而导致腹壁松弛，这对于稳定骨盆、维持腹腔器官原有位置均有不利的影响。并表现出核心肌力的下降，与下腰背疼痛和压力性尿失禁有一定的关系。

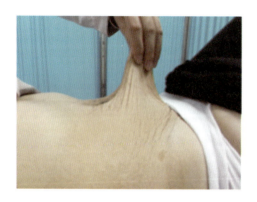

腹壁松弛

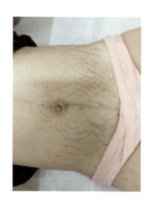

妊娠纹

## 四、腰椎骨盆不稳、骶髂关节紊乱

### 1. 腰椎骨盆不稳

经历怀孕与分娩，产后的骨盆变宽且前倾，腰椎凸度持续前凸，核心肌群如腹肌、多裂肌、髂腰肌、臀肌以及腹部筋膜、关节联合等均处于松弛状态。大部分产妇在日常生活及个人活动中表现出腰部僵硬、疼痛，不能长时间维持一个姿势，或在弯腰起立过程中出现腰部僵硬、疼痛等，这些体征即为产后腰椎骨盆不稳。一般通过激活稳定骨盆的肌肉、激活核心肌群、调整身体姿势可缓解。

### 2. 骶髂关节紊乱

孕期发生率极高的骶髂关节疼痛在产后仍然存在。对于孕期与产后的女性，骨盆是极其重要的部位，所有问题均可能会围绕着骨盆而引发。骨盆由骶骨、尾骨和两块髋骨（由髂骨、坐骨及耻骨融合而成）组成，包含骶髂关节、骶结节韧带、耻骨联合和骶棘韧带等。女性骨盆上口近

## 第五章　产后女性身体的改变

似圆形，下口较宽大，骨盆腔短而宽，呈圆桶形，骶骨岬前突不明显，耻骨下角为80°~90°。骨盆的功能是保护盆腔器官（子宫、卵巢、输卵管、阴道、输尿管、膀胱、尿道、直肠等）、连接躯体上下、减缓震动、保护上半身。经历怀孕与分娩，骨盆会出现因核心肌群失衡、韧带松弛不稳以及与骶骨之间的关节连接出现微小的移位，该种微活动度的改变即可引起骶髂关节的疼痛，影响女性的步态与日常活动。骶髂关节紊乱常表现为臀部疼痛、晨僵，咳嗽时疼痛加重，向侧边和后伸活动正常、向前弯活动受限。当骶髂关节受压时，疼痛加重。

### 五、盆底功能障碍性疾病

盆底组织的受损是孕产期女性最主要的身体功能损伤。在我国，盆底功能障碍性疾病的发生率高达30%，年龄大于45岁以上的产妇发生率可达40%，这与女性经历怀孕和分娩有关。盆底功能障碍性疾病患者出现的系列症状表现为尿失禁（压力性尿失禁、急迫性尿失禁、混合型尿失禁、充溢性尿失禁）、排便功能障碍（大便失禁、便秘）、子宫脱垂、慢性盆腔疼痛、性功能障碍等。

**1. 盆底结构**

（1）纵向盆底支持结构分三个层面：上层为主韧带-宫骶韧带复合体，中层为肛提肌、膀胱阴道筋膜、直肠阴道筋膜，外层为会阴体及括约肌。

（2）横向盆底支持结构：前盆有膀胱和尿道，中盆有子宫和阴道，后盆有直肠和肛门。

（3）主要盆底功能肌群包括耻骨阴道肌、耻骨直肠肌、耻骨尾骨肌、髂骨尾骨肌、尾骨肌，统称肛提肌；主要盆底结缔组织包括筋膜和韧带，筋膜独

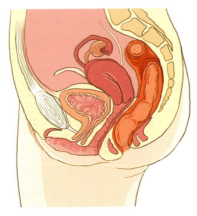

盆底结构

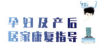

立增厚的部分就称为韧带。盆底起支撑作用的结缔组织有耻骨尿道韧带、尿道外韧带、耻骨宫颈筋膜、直肠阴道韧带、盆腱弓筋膜和肛提肌腱弓。随着女性怀孕、分娩和年龄的变化,结缔组织的主要成分——胶原蛋白和弹性蛋白均会减少,影响盆底结构的稳定性及支持功能。

(4)支配盆底组织的神经主要有会阴神经、肛提肌神经和马尾神经。分娩过程中,随着婴儿头部通过产道会发生阴部神经和肛提肌神经的牵拉与压迫,该牵拉可达神经原长度的20%。对神经组织最剧烈的损伤是在第二产程,直至完成阴道分娩。

**2. 盆底功能**

(1)支持作用:承托盆腔器官(尿道、膀胱、阴道、子宫、直肠等)维持正常位置。盆底肌功能正常时,盆腔器官保持在肛提肌之上,静息状态下远离生殖裂孔。当腹内压力增加时,盆腔器官被推向骶骨窝,肛提肌能够防止其继续下降。肛提肌损伤时,将会出现盆腔器官脱垂。

(2)括约功能:控制尿道括约肌、肛门括约肌,行使正常排便、排尿的功能。

(3)性功能:会阴部肌群包括球海绵体肌、坐骨海绵体肌和会阴浅横肌,其随意收缩能增强性唤起和性高潮。当该肌群张力高时,出现阴道痉挛发展为性交疼痛;当该肌群松弛时,出现阴道本体感觉减弱,无性高潮。

**3. 盆底功能障碍性疾病的独立高危因素**

(1)怀孕对盆底的损伤:孕期随着子宫重量、体积的不断增加及子宫在盆腔中的位置逐渐垂直,使原来向后、向下指向骶骨的重力轴逐渐变为垂直于盆底向下的重力轴,从而使更大的力量直接施加于盆底支持结构。另外,随着子宫增大,右旋的子宫压迫右髂静脉,引起血液回流障碍,使得盆底组织缺血、缺氧,从而出现肌张力下降、收缩力下降,甚至导致撕裂。同时,由于孕期雌激素、松弛激素的作用,导致盆底筋膜结缔组织松弛,使得吊床支持能力减弱,从而对盆腔器官的支持力不足。

## 第五章　产后女性身体的改变

（2）分娩对盆底的损伤：经阴道分娩过程中，子宫收缩导致胎头下降，对盆底肌产生机械性压迫，胎头通过肛提肌裂孔时的仰伸导致肌肉及周围软组织高度扩张，均可导致直接肌源性损伤，并加重盆底筋膜的松弛与薄弱。同时，阴道分娩过程中，对盆底组织的过度牵拉扩张亦可导致神经损伤。

（3）其他潜在的盆底损伤危险因素：包括生育年龄大于30岁、多次分娩、第二产程过长、产钳助产、真空吸引助产、三度会阴撕裂伤、肥胖、吸烟、慢性咳嗽以及婴儿出生体重大于4千克等。

产后盆底功能障碍性疾病最常见的是压力性尿失禁（SUI），指在腹压增加而无逼尿肌收缩时出现不自主的尿液自尿道外口渗漏，表现为咳嗽、喷嚏、大笑等腹压增加时不自主溢尿。相关研究数据显示，孕期SUI的发生率为23%~67%；分娩后SUI的发生率为30%~50%；绝经后女性SUI的发生率为50%。尿潴留和排尿不尽也是产后常见的症状。通常要求在孕期应应开始盆底肌的锻炼，可预防产后尿失禁。产后42天内也是预防及促进盆底恢复的最佳时期。

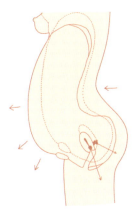

怀孕对盆底的损伤示意图

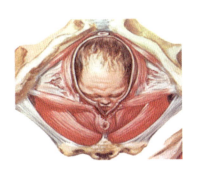

分娩对盆底的损伤

## 六、耻骨联合综合征

耻骨联合综合征主要表现为耻骨联合区域疼痛，腹股沟韧带及内收肌紧张，骨盆不稳，翻身困难，不能单腿站立及步行，对如厕等日常活动能力有影响。查体可分为单纯耻骨联合筋膜炎和耻骨联合分离症。孕产期激素的作用、怀孕时子宫压迫、骨盆过分前倾变宽、耻骨联合韧带松弛、耻骨联合区域循环受阻、体重增加等，均是引起耻骨联合综合征的原因。通常耻骨联合间隙为 4~5 毫米，孕期由于激素作用此间隙可增宽 4~5 毫米，若耻骨联合间距 > 10 毫米时可诊断为耻骨联合分离。一般发病率为 1/300~1/30 000。孕晚期症状明显，经历阴道分娩过程后耻骨联合分离会加重。孕中、晚期及产后早期应用骨盆固定带，避免深蹲、坐低于膝关节的矮凳子、单腿负重踢腿动作等可防治耻骨联合综合征。

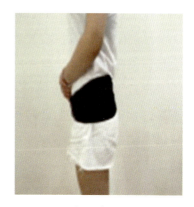

骨盆带固定

## 七、体质、体能下降

### 1. 体质

体质即"身体质量"，是人体生命活动过程中在先天和后天获得的基础上形成的形态结构、生理功能和心理状态等多方面综合的相对稳定的固有特质。体质包含五个范畴，即身体形态、身体功能、身体素质、心理发育水平、环境适应能力。其影响因素主要包括遗传、环境、营养、教育、体育锻炼、卫生保健、生活方式等。

产后女性属于特殊人群，体质有其特殊性。①身体形态：产后女性由于缺乏健康教育、运动减少、营养过剩，导致产后肥胖，体重指数、

## 第五章 产后女性身体的改变

全身体脂百分比、脂肪分布等均高于正常人群。肥胖类型表现为水肿型、脂肪肥胖型、混合型、下身肥胖型。②身体功能：产后女性的心肺有氧能力、肌肉形态与力量、本体感觉、平衡能力均有所下降。③身体素质：产后女性还存在灵敏性、速度、柔韧性、核心肌力和骨密度下降等情况。④心理状态及环境适应能力：产后女性由于身体功能尚未恢复，各种疼痛的存在、照顾婴儿技能的不娴熟均会引起产后早期出现一过性的抑郁症状，表现为易疲劳、烦躁、情绪低落、无力感；对于新生儿的出现、自己角色的改变及承担的责任不能很快适应，生活内容和规律均在改变，因而需要一段时间才能接受并适应。

### 2. 体能

体能是人体在对环境适应过程中表现出来的综合能力，主要是通过力量、速度、耐力、协调、柔韧、灵敏等运动素质表现出来的基本运动能力。产后女性的体能在心肺耐力、身体成分、肌肉力量、肌肉耐力和柔韧性等方面均有所下降。

（郑停停）

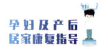

# 第六章 产后哺乳功能与乳腺管理

## 第一节 产后女性乳房的特点与功能

### 一、乳房的解剖

乳房位于胸大肌与深筋膜的表面,呈半球形,左右对称,顶部圆形,皮肤区域较薄,有色素沉着的部位为乳晕,乳头即在中心突出。孕期由于受到垂体催乳素、胎盘催乳素、雌激素和孕激素的刺激,乳腺管和乳腺泡增多,使乳房增大,乳头增大并着色、乳晕着色,乳晕上有较多散在的因皮质腺肥大而形成的结节状突起,称为乳晕腺,有保护皮肤、润滑乳头的作用。

每个乳房有15~20个乳腺体,以乳头为中心呈辐射状排列,通过不同量的脂肪和结缔组织被分开。每叶含许多小叶,小叶又由10~100个腺泡组成。腺泡是由一层柱状分泌细胞组成的泡状体,它可将乳汁挤压至腺管系统,从腺泡到小叶内乳腺管,最后汇合成输乳管。每一小叶有一输乳管,在开口之前稍有扩张便形成乳腺管,最后开口于乳头表面。输乳管周围有环行及纵向排列的平滑肌纤维,通过肌肉的收缩及血管的充盈,使乳头得以充盈,便于哺乳。

### 二、乳腺的生理功能

泌乳、哺乳是女性乳房最基本的生理功能。Hartman描述了乳汁生成过程的两个阶段:第一阶段,开始于分娩前12周,乳房中乳糖、总蛋白和免疫球蛋白显著增加，钠和氯减少，准备乳汁的产生，因此，在孕晚期时挤压乳房可有少量稀薄的黄色液体溢出，称为初乳；第二阶段的初乳开始于产后 2~3 天，分泌大量乳汁，乳汁成分因血浆 α–乳清蛋白值达高峰而产生变化，直至产后 14 天成熟乳开始建立。一般认为，成熟乳的量在 6 个月内平均每天产量为 850 毫升，每次 150~200 毫升。

### （一）初乳

孕晚期、产后 7 天内所分泌的乳汁称为初乳。由于初乳含有胡萝卜素，故呈黄色。由于初乳含蛋白质及有形物质较多，故质稠。产后 3 天内乳房中乳汁尚未充盈之前，每次喂养可吸出初乳 2~20 毫升。初乳中蛋白质含量比成熟乳多，尤其是分泌型 IgA，称为出生后最早获得的口服免疫抗体，因此，初乳对婴儿而言是非常珍贵的礼物。

### （二）过渡乳

产后 7~14 天乳汁中蛋白质含量逐渐减少，而脂肪和乳糖含量逐渐增加，是初乳转向成熟乳的过渡阶段。

### （三）成熟乳

产后 14 天以后所分泌的乳汁，称为成熟乳。实际上需要到产后 30 天左右成熟乳才趋于稳定。

## 三、母乳的营养

### （一）蛋白质

母乳中蛋白质的含量为 0.8~1.6 克 /100 毫升（平均为 1.2 克 /100 毫升），以初乳中含量最高，在产后 2 周蛋白质含量约为 1.3 克 /100 毫升，产后 3 个月则稳定在 0.8 克 /100 毫升。婴儿出生后 4 个月内，纯母乳喂养能够维持婴儿对蛋白质的需求量。蛋白质中主要是酪蛋白和乳清蛋白，其比例为 40：60，而牛乳中则为 76：24，故母乳中乳清蛋白较多。乳清蛋白主要与免疫功能有关，能抑制胃肠道中某些细菌如大肠杆菌的繁殖，防止发生腹泻。母乳中含有溶菌酶，比牛乳中的含量丰富，是一种能溶解细菌的酶。母乳中含有双歧因子，纯母乳喂养婴儿可以保持酸性大便和粪便中的双歧杆菌，一旦增加辅食后，婴儿粪便中的菌群发生改变，并逐渐与成人的粪便相似。

### （二）乙磺酸

母乳中含有乙磺酸，在初乳中为 5.93 毫克/分升，成熟乳中为 4~53 毫克/分升，而在牛乳中含量极少，仅 0.6 毫克/分升，这对于新生儿脑、肝等器官和神经系统的功能发育，以及保障视力和胆汁代谢等有重要意义。

### （三）脂肪

母乳中脂肪含量为 3500~4200 毫克/分升，母乳喂养可提供婴儿 50% 左右的热能。母乳中含有脂溶性维生素尤其是维生素 A，也含有中枢神经发育所必需的脂肪酸。母乳的组织中油酸含量较高，故容易消化。母乳尚含有溶解脂肪的活性酶，故易吸收。

### （四）胆固醇

母乳中胆固醇含量是牛乳的 3 倍，为神经发育及合成胆盐所必需。有研究表明，母乳喂养的婴儿可维持老年期血清的低胆固醇值，从而降低心血管疾病的发生。

### （五）碳水化合物

母乳中碳水化合物（乳糖）含量为 78%，而牛乳中为 48%。乳糖由一个分子的半乳糖和一个分子的葡萄糖在乳腺泡中合成。母乳喂养，可提供婴儿 50% 的热能，乳糖消化缓慢，在大肠内仍可发现乳糖，能促进双歧杆菌的生长，从而抑制致病菌的生长。

### （六）无机盐类

牛乳中的含钙量为母乳中的 4 倍，但牛乳中的三酰甘油（甘油三酯）经消化后成为棕榈酸钙皂析出。牛乳中含磷量为母乳中的 6 倍，高磷能阻碍机体对钙的吸收，故人工喂养的婴儿易发生缺钙性抽搐。牛乳和母乳中含铁量相似，但母乳中的铁质有 49%~70% 能被吸收，而牛乳中的铁只能吸收10%~30%，故人工喂养的婴儿易患贫血。另外，牛乳中无机盐类较多，蛋白质约为母乳中的3倍。这些高无机盐和高蛋白质增加了肾脏的溶质负荷，因新生儿肾功能发育不全，故牛乳喂养的婴儿容易增加肾脏的负担。

### （七）维生素

给乳母补充维生素，可增加母乳中维生素的含量，但4~6个月纯母乳喂养的婴儿不管是否给乳母补充维生素，一般不会发生明显的维生素缺乏症。

## 四、母乳喂养

根据母乳喂养的不同水平可分为六类。

### （一）全母乳喂养

**1. 纯母乳喂养**

纯母乳喂养是指除母乳外，不给婴儿进食其他任何液体或固体食物，包括水。

**2. 几乎纯母乳喂养**

几乎纯母乳喂养是指除母乳外，还给婴儿进食维生素、水、果汁，但每天不超过1~2次，每次不超过1~2口。

### （二）部分母乳喂养

**1. 高比例母乳喂养**

高比例母乳喂养是指母乳占全部婴儿食物的80%及以上的喂养。

**2. 中等比例母乳喂养**

中等比例母乳喂养是指母乳占全部婴儿食物的20%~79%的喂养。

**3. 低比例母乳喂养**

低比例母乳喂养是指母乳占全部婴儿食物的20%以下的喂养。

### （三）象征性母乳喂养

象征性母乳喂养是指几乎不提供热量的母乳喂养。

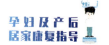

# 第二节 正确的哺乳规律

对于建立良好的母乳喂养习惯而言，有个正确的哺乳规律是极其重要的保障。从喂第一口母乳开始，就是建立良好的哺乳规律的开始。对于顺产产妇而言，产后2小时后回归病房，如果这时婴儿有吮吸需要，就可着手进行母乳喂养；对剖宫产产妇而言，回归病房一般是产后6小时，或者生命体征平稳、子宫无大量出血，或者全麻条件下麻醉苏醒后（这种情况较少），需根据情况确定是否母乳喂哺。哺乳前，首先是清洁乳房，有条件时尽量用温毛巾热敷乳房5~10分钟；其次进行乳头清洁，对乳头进行适度牵拉，使产妇尽快适应哺乳的角色转换；最后是乳房局部按摩。热敷乳房结束后，可以自行简短的乳房按摩，刺激乳汁分泌或促进乳腺管通畅。

## 一、哺乳的时间

刚开始哺乳时，由于乳汁的分泌还不充分，产妇和婴儿都还不习惯，按时哺乳可能做不到；婴儿出生后1~2个月时，只要婴儿想吃，就可以喂哺。3~4个月时，应自然地固定间隔3~4小时喂哺一次。如果间隔时间太短，会影响婴儿睡眠时间，不利于形成良好的作息时间，不利于其身体发育；如果间隔时间太长，婴儿容易形成低血糖，也会影响婴儿的身体发育。如果产妇乳汁充足，每次每侧乳房吮吸的时间尽可能以15~20分钟为宜，不要超过半小时，因为长时间一侧乳房喂哺，增加了产妇罹患乳腺炎的风险。

## 二、哺乳小技巧

如果产妇乳汁充足，可以做到纯母乳喂养。纯母乳喂养最好的时间是6个月以上，国外甚至有推荐可哺乳至婴儿两周岁。这期间，产妇的乳汁不仅能为婴儿提供足够的生长所需的营养成分，同样能为婴儿提供

第六章 产后哺乳功能与乳腺管理

足够的水分。但是，如果是北方地区，或者是秋冬气候干燥时期，在两顿哺乳之间，可以给婴儿喂食一定量的水分，不需要添加白糖、葡萄糖或果汁。且喂食水时，尽量用婴儿专用小勺子，避免用奶嘴、奶瓶。一是有些婴儿习惯了产妇的乳头，突然换成奶嘴，尽管是硅胶的，且是模拟人体的，但婴儿灵敏的舌头及口腔触觉还是会区分出来，容易造成婴儿一接触奶嘴就产生抵触的情况。二是，奶嘴、奶瓶只是给大人带来更大的便利，而忽略了婴儿对其适应性问题；这点对混合喂养或人工喂养的婴儿同样可以避免，因为婴儿如果习惯用奶嘴进食奶粉，突然让其进食水，婴儿会发现味道不一样而出现不喝的抵触现象。因此，建议在给婴儿喂水时选用婴儿专用的勺子更理想。

## 第三节　正确的哺乳姿势

哺乳前先洗净双手，用温开水将乳头擦净。产妇可以将自己双手搓热后，一手托着乳房，另一手的食指、中指、无名指指腹或手掌心轻轻按摩乳房几圈，这样可以尽快刺激乳腺管松弛，加速泌乳，也可以避免婴儿吸第一口奶时出现疼痛感。

哺乳时可以取坐位，也可以侧卧在床上。以左抱哺乳为例，产妇取舒适坐姿，左手环抱住婴儿，让婴儿头部枕在产妇肘窝处，右手帮忙婴儿寻找乳头，然后用右手食指、中指分开，搭于乳头上下，轻按乳晕，避免乳房皮肤堵塞婴儿鼻腔，尽量让婴儿含着乳头及大部分乳晕，可以边听轻音乐或者产妇哼着小歌谣，平心静气地给婴儿喂哺。取卧位哺乳时，产妇可垫高枕头，为平常睡觉的两个高度，即用两个枕头，仍以左侧卧位为例，产妇尽量左侧90°卧位，左上肢从婴儿头部环绕过去后，将左手放置在婴儿臀部，搂住婴儿身体稍向右侧倾斜，使婴儿能寻找到产妇的乳头，婴儿的嘴巴高度与产妇的乳头高度平齐，然后右手食指、中指分开，搭于乳头上下，轻按乳晕，避免乳房皮肤堵塞婴儿鼻腔，尽量让婴儿含着乳头及大部分乳晕。

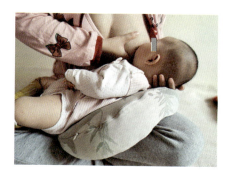
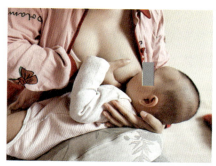

坐位哺乳方式

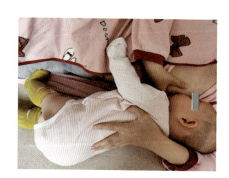
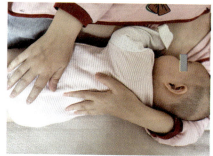

卧位哺乳方式

## 第四节　哺乳期乳房的护理

乳房的护理应该说从孕期就开始进行。在怀孕期间，特别是孕晚期，就可以进行乳房的按摩。对于乳头短平，甚至是凹陷的乳头，可以进行适当的乳头牵拉。孕早期及孕中期不适于做乳头牵拉，避免因乳头牵拉导致子宫收缩，进而出现阴道出血，甚至造成流产、早产等严重后果。

## 第六章 产后哺乳功能与乳腺管理

### 一、乳房清洁工作

孕晚期应经常擦洗乳头。在第一次哺乳前应用干净的温水擦洗乳房、乳头，以后每次哺乳前产妇应先洗净双手并用温开水擦洗乳头、乳房。或者在哺乳开始之前，用拇指、食指对捏乳头，先挤出几滴母乳，涂抹乳头、乳晕部分，尤其是乳头部分，哺乳结束后再用拇指、食指对捏挤出几滴乳汁再次涂抹乳头，避免乳头发生皲裂。此方法对于乳头轻度皲裂的产妇可促进乳头皲裂的愈合，避免皲裂加重致婴儿吮吸时出现疼痛。

### 二、定时哺乳，定时排空乳房

如果产妇乳汁充足，在哺乳时尽量两侧乳房均让婴儿吮吸。如果确实是乳汁充足，一侧乳房的乳汁就能满足婴儿，那下次哺乳时一定要更换另一侧乳房进行哺乳，这样可以避免双侧乳房大小不一样。如果一侧乳汁已满足婴儿需要，那另一侧乳汁最好人工排挤干净，可以用手法排挤乳汁也可以用吸奶器吸取乳汁。排空乳汁是为了下一次哺乳时乳汁更好地充盈。如果没有完全排空此次哺乳时的乳汁，会影响下次哺乳的质量，也会影响下次乳汁充盈的量。因此，为了下一次哺乳的质与量，每次哺乳均应将双侧乳房定时排空，期待下一次乳汁更好地充盈。

### 三、哺乳期乳房的自我检查

除了做到清洁、定时哺乳、定时排空乳房外，哺乳期乳房的自我检查是预防乳腺炎的最好武器。自我检查需做到视、感、触。视：用眼睛观察乳房的形状，乳晕的大小、颜色，有无局部皮肤颜色发红。感：感受是否存在乳房胀痛感或局部疼痛，特别是活动上肢时是否有加重现象；触：用双手触摸乳房，确定是否有硬结，尤其是局部皮肤发红的地方，局部硬结的大小，或乳房胀疼的程度，确定硬结的硬度，如类似嘴唇、鼻尖、额头等处的硬度。因此，产妇每次哺乳前能做到视、感、触三关，就能更好地预防乳腺炎。

## 四、哺乳期内衣、乳罩的选择

乳罩要采用柔软透气的全棉织品，内侧最好能垫上几层纱布或棉垫，可以避免乳汁过多时外溢至乳罩上，也可起到防尘作用。穿戴乳罩或内衣忌羊毛或化纤制品，因为细微的羊毛、化纤制品的纤维可能会堵塞乳腺管，导致乳腺炎。另外，乳罩要勤洗勤换，并注意不要与其他衣物混在一起洗涤。

## 五、母乳喂养中常见的问题及处理

### （一）平坦乳头

对于平坦乳头，哺乳前湿热敷乳房 3~5 分钟，同时按摩乳房，以刺激排乳反射，挤出一些乳汁使乳晕变软，继而捻转乳头，引起立乳反射，这样乳晕容易连同乳头被婴儿含吮。哺乳时先吸吮平坦一侧乳头，此时吸吮能力强，容易吸住乳头和大部分乳晕。哺乳结束可继续在二次哺乳间隙佩戴乳头罩，继续纠正乳头，使其延展性增强。

### （二）乳头皲裂

乳头皲裂时，哺乳前湿热敷乳房 3~5 分钟，同时按摩乳房，以刺激排乳反射，挤出一些乳汁使乳晕变软容易被婴儿含吮。哺乳前先将挤出的乳汁均匀涂抹于乳头，先取损伤轻的一侧进行喂哺。婴儿应将乳头和大部分乳晕含吮在口内，交替改变抱婴姿势。在哺乳结束后，再挤出少量乳汁涂抹在乳头和乳晕上，短时间内暴露和干燥乳头。因乳汁具有抑菌作用，且含有丰富的蛋白质，可以修复乳房皲裂的表皮。如果乳头疼痛剧烈，可暂时停止母乳喂养 24 小时，采用人工方法排空乳房，收集乳汁，进行小勺喂养。若还不能解决乳房疼痛问题，应及时就医。

### (三)乳房过度充盈

乳房过度充盈时,哺乳前湿热敷乳房3~5分钟,随之柔和地按摩拍打和抖动乳房,挤出适量的乳汁使乳晕变软,使婴儿能够含吮乳头及大部分乳晕。若哺乳结束后发现仍有乳汁,需人工及时排除乳汁,避免乳汁长时间停留在乳房内,影响下一次乳汁的质量。

### (四)乳腺阻塞

乳腺阻塞常由继发性乳汁淤积,不经常哺乳,不完全排空乳房以及乳房局部受压所致。哺乳前乳房湿热敷3~5分钟,并做乳房按摩,先触摸乳房,明确乳腺管堵塞区域,先进行拍打、抖动乳房,继而用手拇指或食指、中指于乳晕乳头处对捏,压、挤、捏3个动作连贯以排出乳汁。哺乳时首先在堵塞的一侧乳房进行哺乳,由于此时婴儿吮吸力大,有利于吸通乳腺管。

### (五)乳汁少或无乳

乳汁少或无乳多为体弱、年龄大或乳房疾病(乳头畸形、乳腺管闭塞或乳腺组织萎缩)、哺乳不当、精神因素(如生气、忧虑等不良情绪)等所致。乳房大者并不一定产生的乳汁就多,因乳房主要由脂肪组成,仅有少量的腺体组织;乳房虽小而乳腺组织功能活跃,也可产生较多的乳汁。当然,产后的乳房护理也很重要。对于乳汁少或无乳的情况,刚开始可以通过饮食或食疗调整,若效果不佳,可选择就医,针灸、按摩或中药在这一方面具有明显的优势。

### (六)乳腺炎

乳腺炎多因乳头皲裂引起,也可因未及时治疗的乳腺管阻塞或乳房过度充盈所致。处理时其按摩手法同乳腺阻塞。饮食宜清淡。若36小时内病情不改善或加重,需就诊。

# 第五节 哺乳期乳房的按摩与运动保健

乳房按摩是通过刺激乳房激发机体产生某些内源性催乳素，达到促进乳汁分泌的目的。其作用机制是当刺激乳头及乳晕时，发出冲动传至大脑丘脑下部的视上核及室旁核，反射性地引起脑垂体前叶释放催乳素等激素作用于靶器官，促进乳汁分泌。正确地进行乳房按摩，有效刺激乳房，可以帮助乳腺管通畅，促进早泌乳及多泌乳，增加产妇的舒适感，有利于婴儿哺乳，提高纯母乳喂养率。产后乳房按摩的最佳时间为产后2小时内。早期的乳房按摩可以促进产妇早泌乳及多泌乳，使产妇尽早有足够的乳汁，增强母乳喂养的信心，促进母亲角色的转变和后续的母乳喂养，从而提高母乳喂养的成功率。乳房按摩不仅可以及时帮助产妇尽快适应母亲角色的转变，也可以有效缓解产妇的心理压力，满足产妇的情感需求。由于泌乳机制的早启动，使其更适应体内激素变化，促进产妇恶露的排出及子宫复旧。乳房按摩分为他人按摩乳房和自我按摩乳房两种方式。

## 一、他人按摩乳房

（1）产妇取仰卧位，温水清洁乳房后，操作者洗净双手，手指涂上润肤油，用拇指或食指、中指指腹按摩膻中、乳根等穴位，每个穴位按摩 0.5~1 分钟，产妇自觉局部有酸胀感为佳。

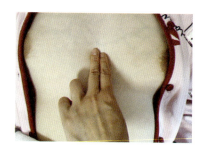
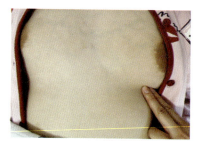

点按膻中、乳根

（2）操作者可一手托住乳房，另一手掌根顺时针方向螺旋式按摩乳房。按摩数圈之后，一手拇指和食指放在距乳头根部2厘米处，两指指腹相对向胸内壁挤压乳晕、乳头，反复挤压松弛，压、挤、捏三个动作连贯，并依次挤压所有乳窦。

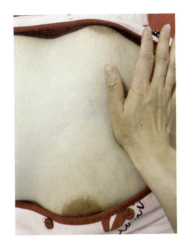
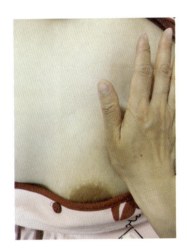

掌根按摩乳房

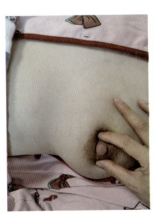
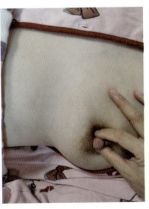
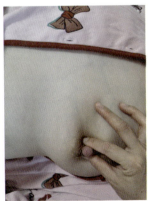

压、挤、捏乳晕、乳头

（3）操作者可一手托住乳房，另一手用食指、中指、无名指及小指指腹做指腹按摩，顺着乳腺管方向由乳根向乳头呈放射状按摩乳房。若有硬结，可在硬结上方呈环形、纵向来回指腹按摩，重点按摩有硬结处。

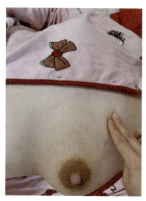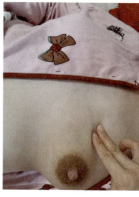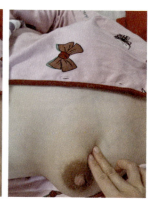

指腹按摩乳房

（4）掌根按摩和指腹按摩可以反复交替进行，以疏通乳腺管、排出乳汁为目的。按摩过程中需要不断询问产妇的感觉，避免手法太重带来的不适感。

（5）左右两侧乳房均需进行，每侧乳房按摩 10~15 分钟。乳房按摩结束后，产妇会自觉胸前有轻松感，且捏挤乳头时能顺利轻松地捏挤出乳汁。建议乳房按摩后进行母乳喂养，这样通过婴儿含吮乳头的吮吸力，可以更好地促进泌乳以及促使乳腺管通畅。

## 二、自我按摩乳房

（1）产妇取 60° 卧位或坐位，温水清洁乳房后，产妇洗净双手，取润肤油并用掌跟轻揉胸部，用手掌侧面轻按乳房壁，露出乳头并围绕乳房均匀按摩，每次 5 分钟。

## 第六章　产后哺乳功能与乳腺管理

（2）双手轻握乳房，用手指指腹沿乳房四周顺时针方向转圈，然后用手指轻轻捏住乳房向乳头方向放松，每次 5 分钟。

（3）双手托住乳房下方，交替滑动，每次 5 分钟。

（4）一手拇指、食指、中指轻轻捏住乳头，缓慢压住乳晕纵向做提拉动作，每次 3~5 分钟。

（5）一手托住乳房，另一手用食指、中指、无名指及小指指腹做指腹按摩，顺着乳腺管方向由乳根至乳头呈放射状按摩乳房。若有硬结，可在硬结上方呈环形、纵向来回指腹按摩，重点按摩有硬结处。

以上动作可以交替进行，每侧乳房按摩 10~15 分钟，每天 1~2 次。

（林瑞珠）

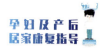

# 第七章 产后盆底功能管理

## 一、概述

盆底肌就像一张"吊网",尿道、膀胱、阴道、子宫、直肠等器官被这张"网"紧紧吊住。它围绕在尿道、阴道和直肠开口的周围,支撑着盆腔器官和腹腔器官,从而维持这些器官的正常位置,以便行使它们的功能。因此,盆底肌与性功能、排尿功能等均有密切的关系。

一旦这张"网"弹性变差,"吊力"不足,便会导致"网"内的器官无法维持在正常位置,从而出现相应的功能障碍,如大小便失禁、盆底器官脱垂等。腹压增大(如咳嗽、打喷嚏、大笑)时,尿液不自主漏出,是压力性尿失禁的表现。经常漏尿使内裤有一种洗不去的难闻气味,严重时可能需要用护垫,给生活造成极大的不便。中老年女性"吊力"不足往往在发现外阴有肿物脱出时才去医院就诊。但由于就诊较晚,脱垂程度较严重,往往错过了早期康复治疗的时机,不得不接受手术治疗。

### 1. 怀孕对盆底的影响

怀孕后体内分泌的激素会使韧带松弛,骨盆的伸缩性变大,能给胎儿更多的成长空间,也有助于分娩。但有时激素分泌过多,会使骨盆间的韧带过于松弛,导致骨盆的结构排列产生问题,就会造成耻骨联合过度分离,引发耻骨疼痛。而且经阴道分娩必然使阴道前后壁松弛,严重时甚至导致阴道脱垂。所以,无论是经阴道分娩还是剖宫产,怀孕过程中对盆底肌的影响都是不可避免的。

### 2. 分娩对盆底的影响

(1)神经损伤:在经阴道分娩过程中,随着胎儿的头部通过产道,

## 第七章　产后盆底功能管理

会发生会阴部的神经牵拉与压迫，这种牵拉可导致神经比之前长20%。对会阴部的神经最激烈的损伤是在推挤时（分娩的第二阶段），直至完成阴道分娩。

（2）肌肉损伤：在经阴道分娩时，对于盆底肌的极度牵拉，是引起肌肉损伤的主要原因。

（3）会阴侧切：会阴侧切术是常见的助产方式，发生于33%~51%经阴道分娩的产妇，但有文献报道会阴侧切高达75%。但目前并没有有力的医学证据支持会阴侧切。

压力性尿失禁和子宫脱垂是盆底肌薄弱的远期影响，而性生活质量下降，则是近期的主要影响，这在产妇中尤为多见。有相当一部分产妇出现阴道前后壁轻度松弛、脱垂、兴奋性下降等，加上由于产后激素的变化，阴道黏膜干涩，会阴伤口恢复欠佳，直接影响性生活质量。

国外统计，有1/3的产妇在分娩后出现盆底肌松弛，并影响排尿，到四五十岁时发展为尿失禁患者的比例非常高。因此，在国外，女性盆底功能修复是作为一项政府工作在推广。在欧美及日韩等发达国家和地区，早些前就已重视女性盆底功能障碍的问题，对产后42天的产妇进行常规盆底肌训练。产后42天的训练是为了防止25年后的尿失禁，这其实是真正的未雨绸缪。

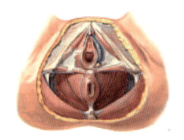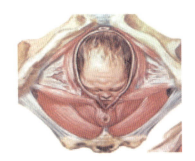

分娩对盆底的影响

## 二、盆底肌的定位方法

### 1. 排尿时

排尿时中断排尿（夹紧），使用的就是盆底肌。

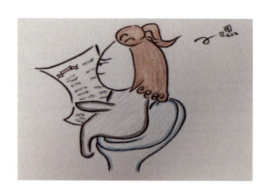

中断排尿

### 2. 吹气球

保持坐姿时用力吹气球，你会感觉到骨盆下部有块区域在用力，这就是骨盆底区域。用力吹气球时，人体可能有下面三种反应，但每种反应取决于盆底肌的强度和人体对盆底肌的控制程度。

（1）如果盆底肌薄弱，腹部的压力会导致小便时有急迫感。

（2）如果盆底肌有一定的力量，则可以控制小便，此时可以感受到肌肉或多或少地向下收缩。

（3）如果盆底肌足够强健，它们会与腹部肌肉一起形成向咽喉处的压力，感觉骨盆底区域自身很强烈的收缩，甚至向上提。

### 3. 感觉盆底肌

尝试在日常生活中感觉盆底肌，如咳嗽、大声说话、大笑、提重物时憋气、吹蜡烛时，盆底肌均处于受压状态，所以，在日常生活中可以锻炼盆底肌。

### 4. 感知盆底肌

感知盆底肌是将一块小面巾折成四等份，然后坐下，将面巾放在两

## 第七章 产后盆底功能管理

坐骨之间,也在耻骨和尾骨之间,做以下动作。

(1)保持坐姿,深呼吸。感受到吸气和呼气时盆底的不同感觉。

(2)定位会阴处的3个开口,想象每个开口之间的距离。

(3)做用力吹气球的动作,注意受压的部分和面巾接触的区域是重叠的。

(4)将面巾拿开。这块区域的感觉还跟以前一样吗?

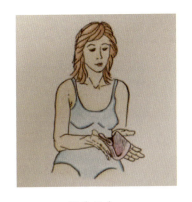
折叠面巾

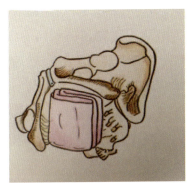
感知盆底肌

## 三、盆底肌锻炼:从放松到加强强度

盆底肌既要非常柔软放松,也要很有韧性和强度。分娩时,盆底肌能够伸展到最大限度而不会被撕裂,即盆底肌需要有很强的韧性。日常的大便排泄也需要盆底肌的韧性。在分娩后,盆底肌须能支撑下腹部的重量,避免尿失禁和大便失禁,此时需要肌肉的强度。

加强肌肉强度的练习会增加肌肉力量,促进组织的血液循环,从而改善该组织的营养状况。另外,加强肌肉强度的锻炼会减少肌肉僵硬和肌肉张力亢进的危险。放松和伸展盆底肌会增加肌肉的韧性。这些锻炼也能促进肌肉的血液循环和改善肌肉的营养状态。

**1. 收缩和强化浅层盆底肌**

(1)大脑中形成骨盆下方开口的影像:很容易找到耻骨的下端、

两个髂骨和尾骨的位置。收缩的肌肉在这些骨骼里面。直立时可以看到骨盆的下方开口在深层肌肉的下方。在脑海中勾勒出浅层盆底肌的结构影像，浅层盆底肌由前到后形成"8"字。

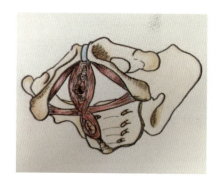

浅层盆底肌

（2）从前到后收缩肌肉：仰卧在床上或垫子上，弯曲膝盖，将足部放平，保持背部放平，骨盆稍向后倾。尝试主动将耻骨和骶骨靠近。放松，然后反复练习。尝试感觉盆底中线的收缩。不要收缩盆底深层肌，也不要有上提的感觉。仅集中注意力前后收缩。可放置一根指头在中心肌腱上，或将手放置在整个骨盆底，检查动作是否正确。收缩浅层盆底肌的运动和感觉仅仅是沿着盆底中线，且接近皮肤，应避免括约肌的收缩。该运动会收缩球海绵体肌，而不是肛门外括约肌。刚开始练习时，很有可能同时收缩多层肌肉；持续练习、重复锻炼后，收缩的肌肉会越来越准确。

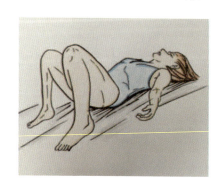

仰卧位

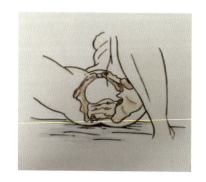

主动将耻骨骶骨靠近

（3）左右收缩肌肉：仰卧姿势同上。尽力将左右两侧的坐骨结节靠近彼此。与上述练习的方向相反，本次锻炼左右收缩肌肉。可以触摸坐骨内侧以感觉该肌肉的收缩。

第七章 产后盆底功能管理

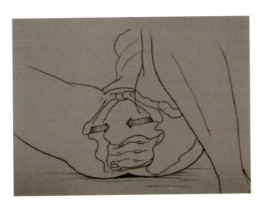

左右收缩肌肉

收缩的类型：①长收缩，收缩肌肉坚持数秒（7秒为佳），然后放松（时间等于收缩时长）。放松时深呼吸。重复5次。②强烈和快速收缩，尽可能强烈地快速收缩肌肉，不要超过2秒。然后完全放松，深呼吸。注意是左右运动。重复5次。

注意：在收缩肌肉后，要有相同时间的肌肉放松。此刻的放松特别重要，不仅可以避免对盆底太大的压力，也能帮助自己更准确地感知肌肉。

（4）前后、左右交叉收缩：保持仰卧位。尝试同时进行前后、左右交叉收缩肌肉。注意：交叉收缩与收缩盆底深层肌的"上提"收缩不同，盆底浅层肌的收缩不需要上提。按上述收缩的两种类型进行锻炼。

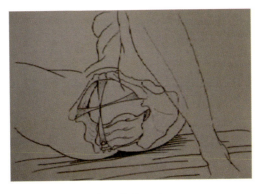

交叉收缩肌肉

（5）收缩肌肉时协调呼吸：在 15 秒的长呼气中，柔和地发出"嘶嘶嘶嘶嘶"的音节来收缩肌肉。再尝试发出"夫夫夫夫夫"的音节，呼气的速度稍快些。尝试发出"哈哈哈哈哈"的音节来收缩肌肉，呼吸速度更快。呼气时要尽量将气全部呼出去。最后，尝试在大笑、咳嗽、跳跃或准备跳跃时收缩肌肉。

这些锻炼可以更好地协调骨盆浅层肌和日常呼吸模式。开始时只能在锻炼过程中协调呼吸和骨盆肌收缩，但随着规律的锻炼，在日常生活中也会做到这点，因为肌肉的收缩已经成为自身反射的一部分。

**2. 收缩和强化深层盆底肌**

（1）大脑中形成深层盆底肌的影像：保持仰卧或侧卧，将膝盖靠近胸部；或者坐下，坐骨伸展分开。在大脑中形成两个坐骨、骶骨和耻骨联合的影像。要练习的肌肉位于骨盆中部开口 5 厘米之上。

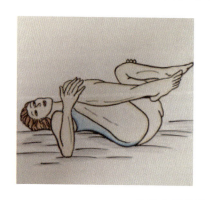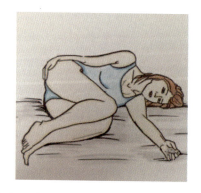

收缩和强化深层盆底肌的体位

（2）收缩整体深层肌：尝试将肌肉向上、向内拉，肌肉收缩时会将肛门向上、向内提。不要与收缩盆底浅层肌的动作混淆，只需要将肌肉向上、向内提即可。

不要收缩肛门括约肌，而仅仅只是上提肛门即可。感觉深层肌是一片伸展在整个盆底的"布"，不仅仅只收缩盆底中间部分。区别收缩盆底浅层肌和盆底深层肌的不同感觉。

## 第七章 产后盆底功能管理

（3）盆底肌向上收缩：呼气时发出"夫夫夫夫夫"的声音，将骨盆上提，想象盆底的三层肌肉在"爬楼梯"。

第一步：向上提深层肌，仅仅上提至第一表层。收缩5秒钟，保持规律和轻松的呼吸，然后完全放松，深呼吸。

第二步：向上再提一些深层肌。再次收缩5秒钟，然后完全放松，深呼吸。

第三步：尽可能提高深层肌，想象肌肉在"爬楼梯"。尽量使盆底肌的整个表面提升，保持规律的呼吸节奏，然后完全放松。注意感受盆腔器官重量是怎样扩张盆底肌的。

重复练习以上3个步骤数次。

（4）盆底肌向下收缩：盆底肌也可以做"下楼梯"的收缩运动。"爬楼梯"时，收缩强烈；"下楼梯"时，在每一层都要停留几秒钟。在最下面一层时，完全放松，做几次深呼吸。

开始练习时，可能会忘记呼吸，即在憋气。而在练习盆底肌"爬楼梯"和"下楼梯"的时候，应学会协调呼吸规律，使呼吸顺畅。

（5）快速收缩：重复以上动作，但是收缩和放松的时间更加快速。该锻炼可以应对突然对骨盆的压力，如打喷嚏或咳嗽时。

（6）不对称的收缩：盆底深层肌的形状像一个碗的内部，包含盆腔内的器官。可以只向右或只向左收缩，使得另外一边放松。感觉好像只是在上提腹部的某一侧。开始做这个练习时，很有可能同时收缩其他的肌肉，如面颊、下颌、手或脚；随着练习的次数增多，这种现象会逐渐消失。

（7）日常生活：可以将以上锻炼运用在日常生活中对盆底产生压力的场合，如打喷嚏、咳嗽、跳跃、跑步或提重物时。

（王曼华）

# 第八章 产后腹部管理

## 第一节 产后腹部改变特征

### 一、腹部皮肤色素沉着

很多孕妇会发现，在孕中期到孕晚期，腹部正中会出现一条棕黑色的色素沉着线，以下腹部明显。一旦出现，无论外用多少橄榄油或者是精油，这条腹部的色素沉着线很难变淡或消失。

为什么会形成这样的色素沉着线呢？又为什么仅仅长在了腹部正中呢？

研究表明，孕期腹部色素沉着可能与雌二醇促进黑素小体合成有关。由于孕期腺垂体增大，分泌大量促黑素细胞激素，且雌激素升高，加速了黑素小体合成，此时不仅仅是腹部，孕妇身体的很多部位如乳头、乳晕、面部、外阴等均受到了黑素细胞激素的影响，发生色素沉着。这种激素水平的升高导致的色素沉着，只要还是在孕期，就不能通过外用药物降低激素水平而消除。腹部疏松结缔组织较多，组织间隙较大，腹部正中又是人体肌肉、筋膜、肌腱等的连接部位，医学上称为"腹白线"，最容易被色素堆积，形成孕期腹部色素沉着线。

### 二、产后腹部松弛

每个产妇都会面临这样的困扰，孕前无论如何注意保持身材，产后都会出现腹部松弛。对于孕前缺乏运动或是没有注意饮食控制的产妇，腹部松弛可能会更加严重。

产后为什么容易出现腹部松弛呢？孕期子宫为了承托住不断长大的胎儿，子宫被撑大，腹壁肌肉被拉长，部分肌纤维断裂，腹部筋膜被拉薄，腹壁皮肤被拉松。腹部是有弹性的，但是经过十月怀胎的"撑大"，要迅速地"缩小"，表面必然发生褶皱，出现松弛。另外，孕期及产后激素水平的改变也是导致腹部松弛的重要原因。导致产后腹部松弛的激素，称作"血清松弛素"，可使产后腹部、乳房、面部甚至臀部等部位均发生松弛。只不过腹部疏松结缔组织较多，组织间隙较大，松弛表现得更加明显而已。

### 三、妊娠纹

妊娠纹，又一孕妇"大敌"，可恶又可恨。很多产妇经常这样抱怨：孕期擦了很多精油啊，到快分娩时妊娠纹还在疯长，根本控制不住，感觉擦再多也没有用！

为什么控制不住妊娠纹？孕期子宫不断增大，腹壁皮肤张力加大，孕妇体内糖皮质激素分泌增多，分解皮肤弹力纤维蛋白的能力加强，一个增大的张力加上分解皮肤弹性纤维的内在力，使得皮肤弹性纤维断裂，呈现大量紫色或者淡红色不规则平行略凹陷的条纹，即妊娠纹。妊娠纹经过正确的科学的干预处理后，会逐渐淡化，呈现银色光亮的皮纹。

### 四、产后腹直肌分离

在腹部肚脐两旁，有两块条形的肌肉，起自第3~5肋及剑突下，止于耻骨联合，纵向存在，这就是腹直肌。在孕期，特别是孕晚期，随着胎儿在子宫内不断长大，孕妇的肚子也越来越大，子宫、腹部肌肉、皮肤也随之受到不同程度的撕裂和损伤，部分弹力纤维断裂，肌纤维分离，导致腹直肌分离。一般来说，腹壁的紧张度在产后6~8周可以自行恢复，但如果超过6周的产褥期甚至到第8周，腹直肌分离程度仍大于等于2

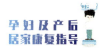

厘米，则可以诊断为"腹直肌分离"，需要介入一定的治疗手段。若没有及时修复，产后体形则维持在腹直肌分离及肌肉松弛状态，可能会导致日后脊柱或腰臀及下肢关节的疼痛不适。

### 五、产后腹部瘢痕

导致产后腹部瘢痕的原因包括脂肪液化、愈合不良、感染、瘢痕增生、色素沉着等。产后腹部瘢痕指剖宫产术后的手术瘢痕。一般的手术切口分为纵切和横切两种，缝合的技术从以前很难看的"蜈蚣形"缝法，到现在的"美容缝"，手术水平及缝合技术不断地改善，为各位产妇产后维持腹部美丽有很大意义。加上手术线的不断更新发展，原来会发生的蛋白线脂肪液化逐渐减少，伤口愈合不良、感染等也逐渐减少。

在传统观念指导下，有些产妇食用了促进伤口生长的食物，如"生鱼"，广东省外有些地方也叫作"乌鱼"的类似食物，促进了术后伤口的肉芽过度增生，造成手术伤口周围疼痛，硬结增多，腹部瘢痕出现红、肿、热、痛，向外隆起，影响美观。传统观念错了吗？在以前，多采用纵切口，医生在缝合后将皮肤外翻，以促进术口肉芽尽快生长。由于以往没有美观要求，就算肉芽过度生长了，按照以往手术切口的愈合方式，也不容易发现是因为食物引起的。但是现在使用的多是美容缝，目的是尽量不要看出做了手术。加上缝合线的选择，内部可吸收，不需要拆线。所以现在若还用以前的促进切口生长的食疗方法，瘢痕迅速增长，医生的心血都白费了，产后产妇切口疼痛，且切口愈合处极其不美观。加上激素改变色素沉着，过度增生的瘢痕从鲜红色逐渐变为黑褐色，给美丽的腹部深深地画下了一道标志。

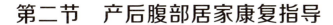

# 第二节　产后腹部居家康复指导

## 一、去除皮肤色素的方法

随着婴儿一声啼叫，呱呱落地，产妇体内的雌激素水平急剧下降，至产后1周时已降至孕前水平。此时才是处理腹部皮肤色素沉着的绝佳时期。一般情况下，雌激素撤退，色素沉着线就会慢慢变淡，直至消失。但是，由于生活环境、生活习惯的改变，以及饮食问题，很多产妇在孕前的激素水平就不正常。再加上现代人对美的要求更高，这就衍生出了很多解决产后皮肤色素的措施。

### （一）少吃含雌激素高的食物，多吃温性食物

研究表明，雌激素不仅能促进黑素小体的合成，还会降低黑素小体的降解，形成色素沉着。产后虽然雌激素撤退，但是日常食物也有很多含有雌激素，特别是食品安全越来越受到质疑的当今社会，注意食物品质的摄入，控制外用性雌激素，是必需的。

含雌激素高的食物有血蛤、胎盘、蜂王浆、搪塞鱼、木瓜，以及某些禽类。选择吃鸡、鸭、鹅时，皮、脖子、内脏尽量不吃；促进雌激素上升的食物有煎炸食物、酒、甜食、咖啡、肥肉等，也应该少吃。对调节雌激素有益的食物，如蔬菜、水果、粗粮、黑芝麻、黑木耳、蘑菇、莴笋、胡萝卜、瓜类、菜花、大蒜、海带、深海鱼、菌类等，以及富含维生素C的食物，推荐食用。

中医认为，色素沉着多由"寒凝血瘀""痰湿互结"导致，腹部的色素沉着，与脾胃运化失调有关。所以，在食物和药物选择上，多选用温性较强的食物，如姜、胡椒、桂圆等温阳补益气血的食材，以达到温通气血的目的；选用淮山药、薏米等药物以健脾祛湿，促进脾胃运化；选用红枣、枸杞、黄芪等药物以改善局部气血，提升阳气，淡化色素。

中药食材一般多在产后42天后使用,也就是从产褥期以后开始使用,或遵医嘱。

### (二)油性外用品

精油是孕产妇经常选用的孕产时期外用的油性物品,精油对色素沉着的改善、淡化妊娠纹都有较好的效果。种类上推荐使用温性精油,如生姜精油、当归精油、桂圆精油等,以补益气血、温通经络为主。

一些淡化瘢痕的油性外用产品,也是很好的孕产时期推荐物品。此类淡化瘢痕等产品以补水滋润为主,富含营养皮肤成分,有助于皮肤肌纤维的修复。

另外,橄榄油也是很好的滋润营养皮肤的物品,孕期及产后可以足量使用,预防作用胜于治疗。

### (三)改善腹部血液循环

针刺、艾灸、推拿都是很好的引经气到局部、促进气血运行、改善腹部血液循环的好方法。取穴:中脘、天枢、气海、关元、中极。居家时可以用手指点按以上穴位,传统医学上称这种方法为"指针"。按压到局部有酸胀感之后,可稍微进行揉按或停留3~5秒,让酸胀感持续。这样的穴位刺激有利于聚集经气,改善局部血液循环,促进黑色素吸收。

## 二、促进紧致腹部的方法

产后腹部松弛,相对于非产后的肥胖,是较好恢复的。但是要注意方法,如果方法不当或者不加干预,也有可能维持原状或者造成不良的结局。有的产妇会在产后缠束腹带,维持身材。这点是不提倡的。产后正是气血恢复的好时机,束腹带不利于产后腹腔血液循环和腹腔器官的恢复。人体有自愈能力,针对肌肉松弛的正确治疗方法,对应的是强健肌肉,而不是靠压迫和承托。所以,靠束腹带来紧致腹部,是不科学的。束腹带有什么作用呢?束腹带可以偶尔佩戴,用于腹部松弛引起的前后受力不均匀导致的腰部疼痛,用于腹部松弛肌肉下垂导致的行走乏力。

## 第八章 产后腹部管理

现在还有一种骨盆带,它比束腹带细,缠绕于骨盆,用于骨盆痛及耻骨联合分离。耻骨联合分离一般表现为下腹部下方的那块横向的骨头由于孕晚期或者分娩时骨盆的改变,产后不能及时恢复,X线检查可见耻骨联合分离大于 10 毫米以上,伴随着局部的疼痛,可确诊。除以上几种情况外,不建议使用束腹带或骨盆带。

那么,紧致腹部的方法有哪些呢?

### (一)运动

腹部松弛,在产褥期子宫复旧完全后,松弛的就是腹部肌肉、筋膜和皮肤了。要保持肌肉的紧致,靠的是肌肉的训练。腹部的肌肉很多,下腹部的肌肉还会影响盆底肌,造成盆底肌松弛,导致漏尿、便秘、性交痛或性交不愉悦等情况发生。腹式呼吸就是很好的紧致腹部的方法。

(1)仰卧位,屈髋 45°,屈膝 90°。

(2)吸气使腹部鼓起来,呼气使腹部向下凹。

(3)在整个腹式呼吸过程中,保持胸廓不动。

(4)呼气收腹时,尽量将下腹和侧腹往肚脐方向收,由肚脐带动腹部向器官方向凹陷收紧。

(5)每个呼气收腹都能感受到腹部的紧致和酸胀感。

(6)每天坚持每组 10 个,每次 3 组,每天 3 次。

坚持 1 周,你会发现,肚子紧致了,裤子也松一圈了。此运动可以用于任何时期,包括孕期。

### (二)穴位刺激

产妇刚开始做腹式呼吸运动时,一直都感觉不到收腹时的酸胀,那是因为孕期胎儿将产妇腹部肌肉及皮肤撑大了,经历了较长时间的对腹部的压迫和肌纤维的撕裂,加之分娩时或剖宫产对腹部肌肉和皮肤造成了一定的损伤,所以本体感觉较差,肌肉很难像正常人一样很快恢复。

穴位的刺激可以较快帮助本体感觉的恢复。针刺、按摩、艾灸,甚至手指均可使用。刺激的穴位主要有中脘、下脘、水分、带脉、天枢、大横、气海、关元、水道、归来、中极等穴。刺激时间：每个穴位 10~15 秒，每次 3 组，可以配合点按揉手法，每天 3 次。在腹式呼吸前进行穴位刺激，有利于腹式呼吸运动，更好地达到紧致腹部的目的。

以上方法不仅可以紧致腹部，还可以起到塑形的作用。如果想要减重，甚至控制血糖、血脂，可以去医院咨询专业医生。医生可以给出合理的饮食运动方案，必要时配合针灸或者埋线协助治疗。

### 三、预防与消除妊娠纹的方法

妊娠纹是肌纤维被动撕裂断裂的产物。我们不能改变皮肤撑大的张力，但可以改变皮肤撑大的速度；不能改变孕期激素水平，但可以改变皮肤水分，使得肌纤维断裂的程度减少，或者均匀地、细小的断裂。所以，妊娠纹是可以预防的。妊娠纹不是什么严重的疾病，只不过影响了美观。爱美之心人皆有之，既然知道了原因，我们就预防它！

"控制饮食，少食多餐"是孕期预防妊娠纹的首要措施。营养要均衡，少食多餐助消化，但是食量要控制，保证每次进食的量和能量不要有太大的出入。进食品种除了孕妇禁忌的毒性药物、滑利食品、活血化瘀食材及药品外，其他均可以适量摄入。如果发生孕期高血糖，或出现孕期体重增长过快，可以咨询产科医生或营养科医生，给予具体的饮食搭配方案，合理饮食。

孕期对腹部、大腿进行补水及油性物质的外涂有没有用？有用。皮肤越是干燥，腹部肌纤维的撕裂越明显，所以，保持皮肤的滋润，保证水分和胶原蛋白的充足，很有必要。在孕中、晚期，胎儿迅速增大，可能加剧妊娠纹的形成，但在此过程中，保证足量的皮肤营养，可以减少妊娠纹的发生或者减少发生的程度，前提是"足量"。这就要求我们，在选择饮食和外用产品时，根据自身需要选用。有的人天生皮肤干燥，可以在饮食和外用上，加大治疗量；有的人皮肤无特殊，那么正常使用即可。

第八章 产后腹部管理

产生了妊娠纹是可以治疗的。外涂产品可以辅助，按摩可以帮助淡化和消除，还有一种可行的办法，就是到医院寻求产后康复。康复科有专门的消除妊娠纹的仪器和手法，根据一定的生理电位和人体皮肤的生理结构设置处方，达到淡化或消除妊娠纹的目的。但是，治疗的最佳时间为产后半年内，产褥期后就可以开始。陈旧性的妊娠纹消除比较困难。

### 四、预防与促进腹直肌分离恢复的方法

腹直肌分离即脐部左右两条垂直的肌肉因怀孕或体重过度增加而发生分离，分离间距超过2厘米以上。腹直肌分离可通过一定的手段进行预防和治疗。

#### （一）预防

很多健身的孕妇发生腹直肌分离的概率是比较小的。这就提示我们，孕前可以针对性的运动，预防腹直肌分离。前面说的腹式呼吸可以使腹部肌肉紧致，同样可以收紧腹直肌。但是腹直肌的收缩并不是靠一个简单的腹式呼吸就可以达到预防分离的目的，而是需要配合一定的核心力量训练。这里为大家介绍一套孕前预防腹直肌分离的运动方案。

**1. 腹式呼吸**

腹式呼吸的方法同本章第二节。

**2. 抬头运动**

（1）要点：

①仰卧位，屈髋45°，屈膝90°；②呼气收紧腹部时，头抬高看膝盖，抬离到肩胛骨离开床面；③保持3~5秒；④吸气放松，控制速度躺下；⑤每组10个，每次10组，每天2~3次。

（2）注意事项：①如果在运动过程中出现腹部肌肉用力向上顶，则为错误，需停止。此时不要求肩胛骨抬离床面，只需做到自身头抬离床面的极限即可。循序渐进，待核心力量逐渐加强后，再提高抬举高度。

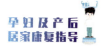

②保持运动过程中不憋气，用力时保持收腹。

### （二）治疗

产褥期（产后42天内）后，可以开始腹直肌分离的治疗。

（1）腹式呼吸、抬头运动（同前）。

（2）干扰电：双侧腹直肌。

（3）穴位按摩：关门、太乙、滑肉门、天枢、大横、外棱、大巨、水道、归来、足三里等。

（4）针刺：滑肉门、天枢、大横、大巨、水道、归来、足三里等。

## 五、预防与消除产后腹部瘢痕的方法

（1）避免进食促进伤口过度生长的食物。

（2）术后1周不可进补。

（3）针刺治疗。发生术后瘢痕增生，肉芽组织过分生长，出现术口疼痛、红肿，均可以使用红外线照射，配合针刺中的浮针治疗。浮针是一种可以迅速改善局部血液循环、消除硬结及肿胀、快速消炎止痛的针刺方法。针刺时远离发病部位，距离病变部位4~6厘米进针，对准病变部位行扫散手法，可感觉硬结变软变小，疼痛缓解。一般1~3次即可消除。陈旧性术后瘢痕增生治疗次数根据手术伤口实际情况调整，由专业医生给予治疗意见。

（4）消除、淡化瘢痕的保养油性外用产品。市面上一些消除、淡化瘢痕的外用产品也是有效的，但是一般推荐在术后1周进行，在剖宫产手术瘢痕无红肿时使用。使用的频率及剂量根据产品说明书要求进行，或咨询专业医生。

（刘晓晖）

第九章 产后骨盆疼痛管理

# 第九章　产后骨盆疼痛管理

对于怀孕与分娩的女性，骨盆是极其重要的部位，所有问题可能都会围绕骨盆而引发。骨盆结构由骶骨、尾骨和两块髋骨（由髂骨、坐骨及耻骨融合而成）组成，包含骶髂关节、骶结节韧带、耻骨联合关节和骶棘韧带等。女性骨盆上口近似圆形，下口较宽大，骨盆腔短而宽，呈圆桶形，骶骨岬前突不明显，耻骨下角为 80°~90°。骨盆有承载保护盆腔器官（子宫、卵巢、输卵管、阴道、输尿管、膀胱、尿道、直肠等）、连接躯体上下、减缓震动、保护上半身的作用。

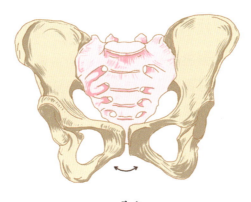

骨盆

## 第一节　产后骶髂关节疼痛的康复指导

骶髂关节面宽而凹凸不平，关节间由许多韧带连接来维持稳定。骶髂关节的活动以滑膜滑动为主，范围不大，前后旋转 2°~3°。孕期由于激素的作用及子宫增大的压力，导致耻骨联合间关节韧带松弛，骨盆横径增大、变宽，骨盆过分前倾，骶髂关节间韧带松弛，从而造成骶髂关节的紊乱而疼痛。骶髂关节疼痛常局部发生在骨盆后侧，被描述成臀部深层疼痛且延伸到第5腰椎及第1骶椎远端外侧，疼痛可辐射至大腿后侧或膝关节，但不会到足部。骶髂关节疼痛常表现为久坐、站立、单腿站立、步行或翻身瞬间出现疼痛，不会因为休息而有所缓解，但会因活动而加重，进而影响步态和日常活动。所以，孕期及产后早期的女性应注意日常的姿势行为习惯，尽量避免单侧臀部坐姿、单腿负重或重心偏向站姿、侧卧无支撑姿势过久等。孕期及产后早期驾驶汽车要注意不能长时间开车或急刹车，坐公交车时要注意核心的稳定。

我们知道，骨盆稳定度不足就会引起相关关节的紊乱，因此，日常居家康复就应该从以下两方面入手。

## 一、预防为主，注意日常行为习惯

产后早期，尽快以盆腔器官的生理恢复为主要目标，在产褥期内就可以做产褥操，以促进恶露排出，使子宫快速复旧至孕前状态，恢复腹腔的本体感觉，以此促进盆腹动力，促进核心力量的恢复。同时激活稳定骨盆的相关肌肉来维持和保护骨盆的稳定性和灵活性。产褥期间哺乳时注意坐姿正确，保证两坐骨结节都平稳地坐于凳子上。哺乳时利用一定的辅助物保持脊椎的挺直及双肩的平齐和放松。侧卧睡姿时保持脊柱和骨盆不被扭转。站立时注意双脚均匀负重，避免长时间单腿负重的站姿。日常多散步、晒太阳，定期伸懒腰，进行腹式呼吸运动，保持良好的习惯，即可预防不必要的损伤。

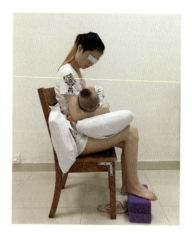

正确的哺乳坐姿

第九章 产后骨盆疼痛管理

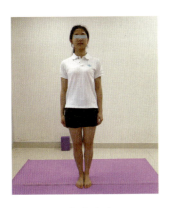

正确的站姿

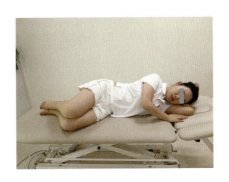

正确的侧卧姿

产褥期间可做产褥操，产褥操包括踝泵、交替屈伸膝、夹臀抬起、双臂上举呼吸等。

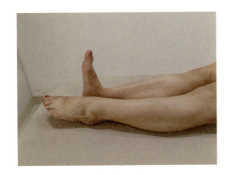

踝泵

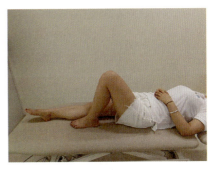

交替屈伸膝

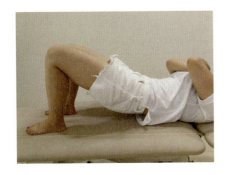

夹臀抬起

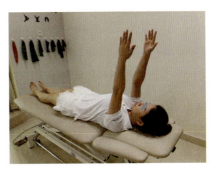

双臂上举呼吸

## 二、居家康复，有目的地锻炼相关部位

在恢复盆腹动力的基础上加强稳定骨盆的肌肉及核心肌肉锻炼。稳定骨盆的肌肉有腹肌（腹横肌、腹内斜肌、腹外斜肌、腹直肌）、腰部肌肉（腰方肌、腰大肌、多裂肌、竖脊肌、胸腰筋膜）、臀部肌肉（臀大、中、小肌）、大腿肌肉（内收肌、腘绳肌、大腿外侧肌群、股四头肌）、盆底肌群和横膈膜。

居家一般常做以下 8 个动作以激活稳定骨盆相关肌肉，即可预防并加强骨盆的稳定，提升核心力量，避免出现骶髂关节紊乱。

### 1. 筋膜腹式呼吸

（1）姿势：仰卧位，屈髋屈膝，脚掌平放于垫子上，双膝分开，与髋平齐，双手臂伸直，自然放置于身体两侧。

（2）动作要点：吸气，腹部向上鼓起；呼气，腹部缓慢内收，腹部明显下沉向腰椎。

（3）运动量：一般每组 5~10 次，每天 2~3 组。

（4）注意事项：有任何不舒服时，应即刻停止。

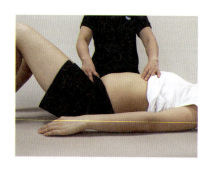
吸气腹部鼓起

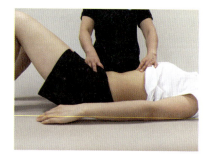
呼气腹部内收

### 2. 夹臀抬起

（1）姿势：仰卧位，屈髋屈膝，脚掌平放于垫子上，双膝分开，与髋平齐，双臂曲肘交叉置于胸前。

第九章　产后骨盆疼痛管理

（2）动作要点：吸气，骨盆后倾，加紧臀部缓慢抬起一拳头高；呼气腹部缓慢内收，臀部缓慢放下。

（3）运动量：一般每组 5~10 次，每天 2~3 组。

（4）注意事项：有任何不舒服时，应即刻停止。

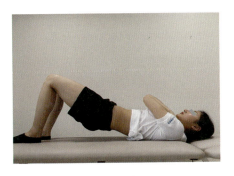

夹臀抬起

**3. 直腿辅助抬臀**

（1）姿势：仰卧位，双腿伸直并拢置于一辅助物（小球或瑜伽砖）上，保持腰背平贴于垫子上，双臂曲肘交叉置于胸前。

（2）动作要点：呼吸时夹臀抬起至臀部明显收紧并使上下躯体成一条直线状态后放下。

（3）运动量：一般每组 5~10 次，每天 2~3 组。

（4）注意事项：有任何不舒服时，应即刻停止。

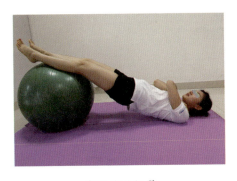

直腿辅助抬臀

### 4. 侧卧抬腿

（1）姿势：侧卧位，下方的腿屈膝，上方的腿伸直，保持脊柱平直不扭转，下方的手臂屈肘置于头下，上方的手臂伸直自然置于上方的臀部（臀中肌）位置或屈肘置于胸前。

（2）动作要点：呼吸时上方的腿绷直抬起至尽可能高后慢慢放下。

（3）运动量：一般每组 5~10 次，每天 2~3 组。

（4）注意事项：有任何不舒服时，应即刻停止。

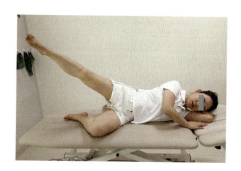

侧卧抬腿

### 5. 仰卧卷腹抬头

（1）姿势：仰卧位，屈髋屈膝双手环抱膝关节。

（2）动作要点：呼吸时腹部内收，腹肌收缩时用力使上半身抬起至肩胛骨下缘即可，然后慢慢放下。

（3）运动量：一般每组 5~10 次，每天 2~3 组。

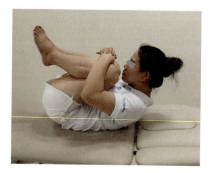

仰卧卷腹抬头

（4）注意事项：有任何不舒服时，应即刻停止。

### 6. 球上骨盆前后倾

（1）姿势：球上坐位，双膝分开，与髋平齐，双脚掌平稳置于地板上，双臂曲肘交叉置于胸前。训练教练立于产妇身后给予动作辅助。

## 第九章　产后骨盆疼痛管理

（2）动作要点：吸气，骨盆倾向前，呼气骨盆倾向后。上半身尽可能不动。

（3）运动量：一般每组 5~10 次，每天 2~3 组。

（4）注意事项：有任何不舒服时，应即刻停止。

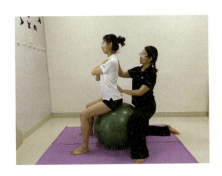

球上骨盆前倾

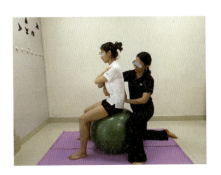

球上骨盆后倾

### 7. 球上骨盆左右倾

（1）姿势：球上坐位，双膝分开，与髋平齐，双脚掌平稳置于地板上，双手置于左右髂嵴上（腰部）。

（2）动作要点：吸气，骨盆倾向左，呼气骨盆倾向右。上半身尽量不动。

（3）运动量：一般每组 5~10 次，每天 2~3 组。

（4）注意事项：有任何不舒服时，应即刻停止。

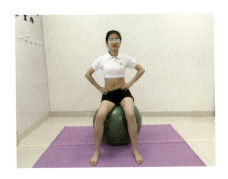

球上骨盆右倾

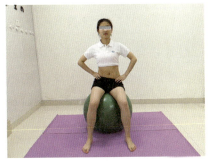

球上骨盆左倾

8. 球上侧牵伸

（1）姿势：球上坐位，左侧下肢屈膝，脚掌平稳置于地板上，右侧下肢膝关节伸直向外打开 45° 左右，左手伸直侧举靠向耳朵，右手肘伸直，置于伸直的右腿上。

（2）动作要点：呼吸时身体向右侧屈，右手沿右腿向下伸展至左腰有明显牵拉感即可，训练教练可立于产妇背面辅助。左右交替。

（3）运动量：一般每组 5~10 次，每天 2~3 组。

（4）注意事项：有任何不舒服时，应即刻停止。

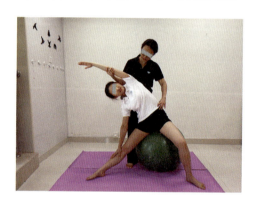

球上侧牵伸

# 第二节　产后耻骨联合疼痛的康复指导

耻骨联合疼痛好发于孕晚期及围生期，经阴道分娩的产妇严重时会出现耻骨联合分离的并发症。

耻骨联合疼痛主要表现为耻骨联合区域疼痛、腹股沟韧带及内收肌紧张、骨盆不稳、翻身困难、不能单腿站立及步行，对如厕及哺乳等日常活动能力有影响。孕产期由于激素的作用、妊娠子宫压迫、骨盆过分前倾变宽、耻骨联合韧带松弛、耻骨联合区域循环受阻、体重增加等均

第九章 产后骨盆疼痛管理

是引起孕产期耻骨联合疼痛的原因。通常耻骨联合间隙为4~5毫米，孕期由于激素作用此间隙可再增宽4~5毫米。若耻骨联合间距>10毫米时可诊断为耻骨联合分离。

耻骨联合疼痛居家康复应以预防为主，加强骨盆稳定运动，以减少产后耻骨联合松弛造成的影响。

## 一、预防为主，注意日常行为习惯

孕中、晚期及产后早期应行骨盆带固定，避免深蹲、坐低于膝关节的矮凳子、盘腿莲花坐、单腿负重踢腿动作等。

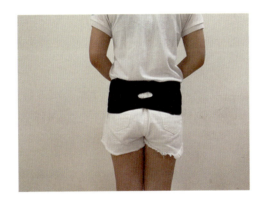

骨盆带固定

## 二、居家康复，有目的地锻炼相关部位

耻骨联合是构成骨盆的一个重要关节，骨盆稳定的锻炼大部分与骶髂关节的锻炼一样。针对耻骨联合的居家康复锻炼除了选择腹式呼吸、夹臀抬起、骨盆活动（前后倾左右倾）外，还可以进行以下3个动作。

### 1. 单侧下肢内收抗阻训练

（1）姿势：仰卧位，屈髋屈膝，脚掌平放于垫子上，双膝分开，与髋平齐，双臂屈肘交叉置于胸前，训练教练立于产妇右侧，左手固定产妇左侧大腿根处，右手置于其左侧膝关节内侧面，给予10%~20%的阻力。

（2）动作要点：吸气训练侧髋关节外展打开，呼气，训练侧大腿内收抵抗训练教练的阻力保持5~10秒。左右交替。

（3）运动量：一般单侧每组5~10次，每天2~3组。

（4）注意事项：有任何不舒服时，应即刻停止。

**2. 双膝关节抗阻外展**

（1）姿势：仰卧位，屈髋屈膝，脚掌

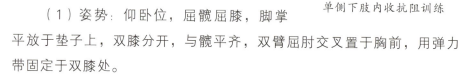

单侧下肢内收抗阻训练

平放于垫子上，双膝分开，与髋平齐，双臂屈肘交叉置于胸前，用弹力带固定于双膝处。

（2）动作要点：呼吸时双膝抵抗弹力带的阻力外展。

（3）运动量：一般每组5~10次，每天2~3组。

（4）注意事项：有任何不舒服时，应即刻停止。

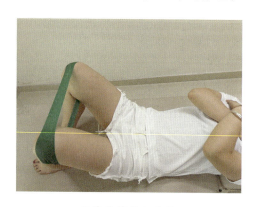

双膝关节抗阻外展

**3. 球上核心训练**

（1）姿势：坐于训练球上，屈髋屈膝，脚掌平放于垫子上，双膝分开，与髋平齐，双臂伸直外展，训练教练立于产妇后面给予一定的保护。

（2）动作要点：呼吸时收紧腹部肌肉并缓慢抬起一侧下肢至伸直，维持平衡5~10秒。左右交替。

（3）运动量：一般每组5~10次，每天2~3组。

（4）注意事项：有任何不舒服时，应即刻停止。

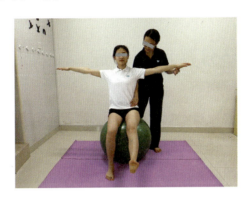

球上核心训练

（郑停停）

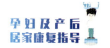

# 第十章　产后日常生活护理

## 第一节　顺产分娩后的护理

经过数小时甚至十多个小时的努力，胎儿终于顺利分娩。产妇除了保持愉悦的心情外，身体也有一些疲惫，此时产后护理就显得比较重要了。那么顺产后该如何自我护理呢？

### 一、恶露

为什么会有恶露呢？由于胎儿娩出后，胎盘相继剥脱娩出，胎盘附着部位的血窦逐渐关闭，在此过程中会有一定的出血。

恶露中含有血液、坏死蜕膜组织、细菌及黏液等，根据恶露的表现形式，一般将恶露分为血性恶露、浆性恶露、白色恶露。

（1）正常情况下，产后1周内恶露量较多，比平时月经量稍多一些，且颜色鲜红，称为血性恶露。

（2）产后2周内恶露量逐渐变少，颜色变淡，称为浆性恶露。

（3）产后2周后，恶露变淡为黄色或白色，称为白色恶露。产后6周内白色恶露时而有，时而干净，属于正常现象。如果突然恶露增加或颜色由白色变为鲜红色，须及时就诊。

### 二、产后子宫收缩痛

子宫从分娩前容纳5000毫升至产后恢复至容量5毫升，需要子宫的不断收缩来慢慢恢复，故产后子宫收缩痛是产后常见表现，大多数产

## 第十章 产后日常生活护理

妇均能承受产后宫缩痛。通过轻柔地顺时针按摩下腹部，可以间接增强子宫肌肉的兴奋性，不仅能够促进宫缩，缓解子宫收缩痛，还会促进恶露的排出。

### 三、会阴部的护理

由于经阴道分娩的产妇会阴部通常有不同程度的水肿，再加上部分产妇会阴部有伤口，因此，产妇对会阴部伤口都很焦虑，总觉得伤口疼痛，大小便时也会疑虑出现伤口是否再裂伤的问题。故掌握产后会阴部的护理及相关知识非常重要。

（1）会阴部要保持清洁干燥；勤换产妇垫，一般每2~3小时更换一次。

（2）除护士对会阴部的伤口护理外，产妇在大小便后尽量用温开水清洁一下。

（3）有会阴侧切伤口的产妇应尽量保持健侧卧位，即向侧切伤口的对侧侧卧，以免恶露流向伤口，影响伤口愈合。

（4）会阴部肿胀者可用硫酸镁湿热敷，或分娩24小时后用红外线灯照射会阴部，促进会阴水肿消退。

### 四、及时排尿

经阴道分娩的产妇第一次排尿非常重要。由于膀胱在分娩过程中受到挤压，导致敏感度降低，容易出现排尿困难；而充盈的膀胱会影响子宫收缩，故产妇最迟应在产后4~6小时第一次排尿。为了能尽快在产后第一次排尿，产妇需注意以下问题。

（1）经阴道分娩的产妇需饮温开水(600~800毫升)。

（2）经阴道分娩后，产妇的身体比较虚弱，而且由于长时间的卧床休息，起床后会有头晕的可能。故第一次排尿时，产妇要先坐起10分钟，再站起5分钟后自觉无头晕、眼花等不适症状，才能在家属陪同

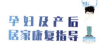

下去洗手间排尿，以防晕倒或摔伤。

（3）排尿后，由于腹腔压力急剧下降，大量血液进入腹腔，容易导致头晕或晕厥等不适症状，因此，整个排尿过程需有人陪同，并使用坐厕，以防晕倒或摔伤。

（4）分娩后腹压下降，膀胱收缩功能下降，支配膀胱组织的神经功能出现紊乱，容易出现排尿无力，导致尿潴留。

（5）对于有尿意但不能自排尿的产妇，先不用紧张，可以尝试采取以下方法进行缓解。①打开水龙头，诱导排尿。②热水袋热敷下腹部。③按摩下腹部。④温水冲洗外阴。

（6）如果长时间未能排出尿液而膀胱又膨胀时，必要时可行导尿。

## 五、产后早期活动

（1）经阴道分娩后的产妇只要无头晕、眼花等症状，都可以下床进行适当的活动。

（2）如果长时间卧床而少活动，有可能会导致深静脉血栓形成。若静脉血栓栓子脱落引起肺栓塞，则可以导致产妇死亡，故应尽早下床活动。

（3）如果是产钳、胎头吸引助产等方式分娩，可以延后一天下床活动。

# 第二节　剖宫产分娩后的护理

剖宫产，或称剖腹产，是外科手术的一种。手术切开孕妇的腹部及子宫，分娩出胎儿。通常剖宫产是避免因阴道分娩可能对胎儿或母体生命和健康造成损害而采取的分娩方式。由于剖宫产术后腹部有伤口，护理方面与经阴道分娩有相同之处，如恶露、产后宫缩痛等，但也有不同的地方。那剖宫产后产妇需要注意什么呢？

## 一、生命体征的监测

术后回到病房时，需给予产妇生命体征的监测，护士会定时巡视并了解其生命体征情况。

## 二、尿管的护理

剖宫产时为了充分暴露手术野和不损伤膀胱，手术前需要保留导尿管至手术后 24~48 小时。在这段时间内，产妇无须自己排尿，此时产妇需要注意什么呢？

（1）产妇翻身活动时要注意导尿管的放置，避免牵拉疼痛。保持会阴部清洁，勤换卫生垫，一般每 2~3 小时更换一次。

（2）保留导尿管期间，护士应定时观察尿液的颜色、量等。

（3）手术后 24~48 小时拔除尿管后，产妇要多喝水（800~1000 毫升），尽量在 4 小时内排尿，而且要注意观察排出的尿量。很多产妇第一次排尿时尿道口会有轻微不适，属于正常现象。如果之后排尿时仍有不适，应及时告诉医护人员。

## 三、腹部伤口护理

（1）住院期间，医护人员会定时巡视腹部伤口，并进行相关处理。

（2）产后 2 周内尽量保持腹部伤口敷料干燥，如果不小心沾湿或被污染，应清洁消毒伤口后重新更换敷料。

（3）如果发现伤口有红、肿、热、痛，不可自己随意去挤压伤口，应及时就医。

（4）剖宫产后如果有咳嗽，产妇可以用手轻轻按压住伤口，以减轻腹部伤口疼痛。

（5）起床活动时，产妇也应一边侧卧支撑，一边用手按压伤口，

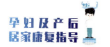

这样可以减轻腹部伤口的疼痛。

## 四、术后镇痛的护理

（1）很多产妇术后会用镇痛泵镇痛，一般镇痛泵通常保留36~48小时，这样可以减轻产妇术后麻醉过后的疼痛，使产妇能好好休息，促进身体尽快恢复。

（2）麻醉泵的导管一般固定在背部，产妇翻身和擦身时应注意，不要将导管牵扯出来，同时也要注意导管有无打折、扭曲等。

## 五、剖宫产术后活动

剖宫产术后能活动吗？活动后会影响伤口愈合吗？这是很多产妇担心的问题。其实剖宫产后产妇一定要尽早活动，这样可以避免或减少肠粘连和静脉血栓形成，同时可以增加肠蠕动，促进子宫收缩及恶露的排出。适当的活动不会影响伤口愈合。术后活动量可参考以下3点。

（1）剖宫产后产妇一般平卧位6小时，之后就应翻身侧睡，避免背部受压过久。

（2）剖宫产后24小时内，产妇以床上活动为主，可以活动四肢以及在家属的协助下进行翻身活动，对身体恢复是有益的。

（3）剖宫产后24小时后，产妇可以下床活动，每天逐渐增加活动量，利于子宫的恢复和恶露的排出。

## 六、剖宫产后的饮食

剖宫产术与肠道手术有些不同，在术后禁食方面没那么严格。但在肛门排气前忌食牛奶、豆浆、鸡蛋等易引发肠胀气的食物，以免引起腹胀。产妇可以按照以下顺序进食。

（1）剖宫产后6小时内产妇应禁食，否则，可能会导致腹胀，腹压升高，不利于康复。

（2）剖宫产后 6 小时后，产妇可以少量多次饮水，并逐渐加量。

（3）剖宫产后 12~24 小时，产妇可以进食米汤、清汤等流质食物，少食多餐。

（4）肛门排气后，产妇可以先吃稀饭、面条，直至普通饮食。

## 第三节 产后卫生注意事项

很多产妇都很困惑，产褥期什么时候能洗澡、洗头？产褥期房间能开空调吗？那么产妇在产褥期应注意哪些问题呢？

### 一、环境卫生

（1）环境以清洁、舒适、方便为好。

（2）房间要定期清扫，适宜温度为 20~25℃。

（3）应经常开窗，换新鲜空气。

（4）夏季如果室内过热，会影响产妇和婴儿的休息和情绪，还会影响产妇胃口，对产后恢复不好。开空调时，温度不宜过低，禁止冷风对着产妇直吹；如果使用电风扇，同样不能对着产妇直吹。

### 二、个人卫生

#### （一）及时更换衣物

（1）产褥汗：怀孕期间孕妇的体液量比非孕期增加 30%~45%，而产后需把多余的体液排出体外，故分娩后产妇都会出现多汗的现象，特别在产褥早期，皮肤排泄功能旺盛，排出大量的汗液。有些产妇说小活动也大汗淋漓，五分钟就要换一次衣服。此时产妇不用担心，因为这不是身体虚弱的表现，而是一种正常的生理现象。在此期间，产妇要勤换内衣，内衣选择吸水性、透气性比较好的棉质衣服。

（2）母乳喂养的产妇可能有溢乳的现象，应使用溢乳垫，并及时更换棉质衣物。

### （二）产后什么时候能洗澡、需要注意什么

产后常有产褥汗、恶露，有时也有溢乳的现象，这些都会使产妇感觉很不舒服，还可能成为细菌、病毒滋长的"温床"，故产后洗澡是必需的，但需要注意以下几点。

（1）经产道分娩的产妇，产后2~3天后即可洗澡；剖宫产的产妇产后10~14天即可以洗澡，最好有家属协助。

（2）产后，在产妇未开始洗澡时，需每天用温水擦身。

（3）洗澡的水温在39~41℃，室温控制在26℃。尽量不要盆浴，应淋浴，沐浴的时间控制在5~10分钟即可。

（4）洗澡时不要开门或开通风机，沐浴后应迅速擦干身上的水滴，防止着凉。

### （三）产后能洗头吗

由于产妇新陈代谢旺盛，汗液分泌较多，容易导致头皮屑增多和头发变脏，因此，产后产妇应及时洗头，保持个人卫生。洗头还可以促进头皮的血液循环，增加头发所需营养，但仍需注意以下几点。

（1）洗头的水温应控制在40℃左右，洗头时间不宜太长，5分钟左右为好。

（2）洗完后要马上用电吹风机将头发吹干。

（3）头发未完全干时，不要扎起来，也不要立即睡觉，因为头皮毛孔扩张容易着凉，引起头疼。

（4）产后洗头或梳头时，头发会有脱落现象，产妇不用过于紧张，这是由于产后激素水平突然下降造成的。产妇可以选择防静电的梳子，轻轻地梳理头发，可以促进头部的血液循环，减少脱发，促进睡眠。

### （四）产后能刷牙吗

（1）产妇产后要刷牙。其实孕期因受激素的影响，孕期的孕妇很

第十章　产后日常生活护理

容易牙龈肿胀、充血，刷牙时易出现牙龈出血。所以，产前产后孕产妇一定要保持口腔的卫生。

（2）产褥期就餐的次数增多，餐后的食物残渣留在牙缝中，不注意口腔卫生很容易造成龋齿，而且也存在缺钙的问题，牙齿就容易松动。因此产妇应和平时一样，早上起床后和晚上睡觉前都应认真刷牙，餐后用温水或漱口液漱口。

（3）牙刷要选用细软毛。刷牙的手法也要正确，要竖刷，上牙从上往下，下牙从下往上刷，从内到外都要刷，这样才能保健口腔。另外，产妇应适当补充一些钙。

**（五）产妇用眼卫生**

现在是信息时代，大多数产妇在产后都会拿手机向亲属和朋友报喜讯，也会用电子产品搜索母婴护理等相关方面的知识，故产妇需要注意用眼卫生。

（1）产妇需要充分休息，如果用眼时间太长，眼睛会出现疲劳，容易引起视力下降，故应避免长时间用眼，适当休息。

（2）看书时眼睛与书的距离保持30厘米以上，不要在光线暗弱及阳光直射下看书、写字。

（3）一些眼部疾病，如沙眼、睑缘炎、角膜溃疡等，都是由于不注意个人卫生造成的，因此，平时不要用脏手揉眼睛，不要与家属合用洗漱用品。

# 第四节　产后性生活的注意事项

## 一、注意保持生殖器官卫生

一般顺产42天内严禁过性生活，剖宫产2个月内严禁过性生活。

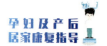

产后性生活要注意保持生殖器官卫生，特别是男性生殖器一定要保持清洁，在性生活之前，最好用温水洗干净。女性在性生活后保持会阴部的清洁，可以防止宫腔的逆行感染。

## 二、产后性生活时动作应尽量轻柔

产后性生活时动作应尽量轻柔。产妇分娩后机体一般比较脆弱，多给一点爱抚和温柔，尽可以消除其心理障碍，让生活更美满。

## 三、注意产后避孕

很多产妇以为哺乳就不会排卵受孕，这种想法是不正确的。

（1）虽然临床调查表明，产后恢复性生活避孕率低，但仍有40%的产妇未有避孕而导致意外怀孕，所以产后避孕很重要。如果怀孕间隔时间过短，对产妇和胎儿都有危害。

（2）剖宫产后短期怀孕，很容易导致瘢痕妊娠，或随着胎儿的增长，子宫也随之增大，会导致子宫破裂，造成产妇和胎儿生命危险。一般最好间隔2年再受孕。

（3）产后不哺乳者可选用0号或2号短效口服避孕药，也可选择避孕套避孕。产后2~10个月，子宫肌壁上的术后瘢痕基本软化，再安放节育环，可以确保避孕效果。

（4）产后哺乳者不能使用口服避孕药避孕。此类妇女最佳的避孕方法是使用避孕套，直至（不少于10个月）哺乳停止，再安放节育环避孕。剖宫产者选用口服避孕药或避孕套避孕，过渡一定时间后，大多产妇会改用安放节育环避孕。

（樊美琼）

第十一章　产后饮食与营养

# 第十一章　产后饮食与营养

## 第一节　产后饮食调养的原则及饮食禁忌证

华中科技大学的研究人员抽取湖北省城市、郊区、乡村的产妇,对她们的饮食行为及影响因素进行调查,结果显示,产后第1个月产妇有吃红糖、鸡蛋、鲫鱼、鸡汤等习惯。肉禽鱼蛋类摄入丰富,水果蔬菜奶类摄入量较少。有18%的产妇在产褥期从不进食蔬菜,78.79%的产妇从不吃水果,75.66%的产妇从不喝牛奶。此次调查与以往的资料都显示我国产妇产后的营养不够均衡和合理,容易导致母乳喂养的产妇营养失衡,从而影响母乳的质量。

### 一、产后饮食调养的原则

(1)食物种类齐全多样化:食物要荤素搭配、干稀搭配,每天进餐4~5次。每天膳食中最好包含以下7大类的食物,即主食类、豆类、奶类、鱼肉蛋类、水果类、蔬菜类、坚果类。主食的选择方面不要只进食精白米,而应适当进食一些粗粮,如红豆、小米等。

(2)供给充足的蛋白质。

(3)多吃含钙丰富的食物。

(4)多吃含铁丰富的食物。

(5)摄入足够的新鲜蔬菜、水果和海产品:每天要保证500克左右的蔬菜,1~2个水果。蔬菜多选择新鲜的绿叶菜。有些地方产妇在产褥期有禁止吃蔬菜、水果的风俗,这是不科学的。蔬菜、水果不仅能补

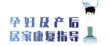

充维生素,而且还能增加膳食纤维的摄入,对改善产后的便秘意义重大。另外,还应适当摄入海产品,如海鱼、海带等。

(6)注意烹调的方法:对于动物性的食物如肉类、鱼类等多炖、煨、煮。烹调蔬菜时不要久煮,避免水溶性维生素的流失。

## 二、产后饮食的禁忌证

(1)辛辣食物:产后食用辛辣食物如辣椒,容易伤津、耗气、损血,加重产妇气血虚弱,导致便秘,辛辣食物进入乳汁后对婴儿也不利。

(2)刺激性食物:产后食用刺激性食物如含有酒精、咖啡因的食物等,会影响产妇睡眠及肠胃功能,对婴儿也不利。

(3)寒凉生冷食物:产妇产后气血亏虚,应多食用温补食物。若食用寒凉生冷食物,不利于恶露的排出和瘀血的去除;雪糕、冰淇淋等寒凉饮品,不利于消化系统的恢复,还会给产妇的牙齿带来不良影响。

(4)酸涩食物:杨梅、李子等酸涩食物也不利于恶露的排出。

(5)过咸食物:过咸食物不利于产后水分的排出,易导致水肿。但也不可禁盐,产后汗液和排尿增多,也要及时补充一些盐分,以免水钠失衡。有些地方产妇在产褥期饮食里不加盐的饮食方法是不可取的。

(6)腌制食物:酸菜、酸豆角、腊肉等一些腌制食物中很多营养素已被破坏,有些腌制食物含有一些致癌物质,不利于产妇和婴儿的健康。

(7)过硬或油炸食物:产妇产后一般胃肠功能较弱,加上运动量又小,过硬、油炸的食物不利于产妇消化、吸收,还会导致消化不良,甚至加重便秘和痔疮。

(8)乳精:其主要成分是麦芽,可能会影响乳汁分泌,导致母乳分泌不足。

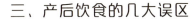

第十一章　产后饮食与营养

## 三、产后饮食的几大误区

### （一）产后滋补过量或滋补过早

产后很多产妇为了补充营养和保障乳汁充足，就开始大补特补，想吃就吃。滋补过量既浪费又不利于身体健康，还会导致肥胖，影响产后身材恢复。有些产妇产后恶露还未排净就开始进食鹿茸、党参等益气补血的补药，这容易导致恶露增加或者恶露点滴不尽。建议滋补的药材和食材可以在产后 42 天产妇去医院复查身体后，无异常才开始食用。

### （二）过早喝催乳汤

有些产妇在婴儿刚出生时，就开始喝家属准备好的催乳汤，如花生猪脚汤、木瓜鲫鱼汤等，不久后就开始乳房胀痛。这是因为婴儿刚出生，胃容量小，吸吮能力相对较差，进食较少，甚至婴儿还未将产妇的乳腺管吸通，产妇喝大量的催乳汤导致产生的乳汁淤积在乳房里，出现胀奶的情况。有些胀奶的产妇还容易发生乳腺炎。所以，催乳汤可以选择在分娩 3 天后根据哺乳量的多少和婴儿胃口的大小而决定喝不喝、喝多少。

### （三）剖宫产后进食牛奶、豆浆等易引发肠胀气的食物

有些产妇在剖宫产后护士通知可以进流质饮食时就开始进食牛奶、豆浆、红糖水等，这些都是不可取的。剖宫产术使肠道平滑肌受到刺激，导致肠道功能受抑制，肠蠕动减慢，肠腔内有积气，容易在产后发生腹胀。而牛奶、豆浆等都是易产气的食物，饮用后会加重产后肠道胀气。术后 6 小时可以喝白开水或者陈皮水、萝卜水等促进排气。

### （四）产后过早节食减肥

有些产妇在怀孕过程中身体圆润了不少，为了尽早恢复苗条的身材，刚分娩完就把减肥当成了"一份事业"，这不仅不利于产妇身体的康复，而且还不能保证给婴儿提供充足的营养。孕期增加的体重大多是脂肪和

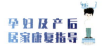

水，如果给婴儿增加的脂肪不够用，还需动用原来储备的脂肪。节食不能保证进食到营养丰富的食物，不能得到每天所需要的热量，也不能满足自身的修复和婴儿营养的需求。

# 第二节　产后膳食指导与食谱举例

### 一、中国哺乳期女性膳食指南

（1）增加鱼、禽、蛋、瘦肉及海产品的摄入。哺乳期的女性每天应增加总量100~150克的鱼、禽、蛋、瘦肉，如增加动物性食物困难时，可以多食用大豆类食物以补充优质蛋白。为预防或纠正缺铁性贫血，还应多摄入动物肝脏、动物血、瘦肉等含铁丰富的食物。此外，产妇还应多吃海产品，对婴儿的生长发育有益。

（2）适当增饮奶类，多喝汤水。建议每天饮奶约500毫升。对那些不能或没有条件饮奶的乳母，建议适当多摄入一些小鱼、小虾、大豆及其制品，以及芝麻酱等含钙丰富的食物。

（3）食物多样，不过量。

（4）忌烟酒，避免喝浓茶和咖啡。乳母吸烟（包括间接吸烟）、饮酒对婴儿健康有害，哺乳期应继续忌烟酒，避免饮用浓茶和咖啡。

（5）科学运动和锻炼，保持健康体重。

### 二、产后饮食指导

顺产产妇产后在第一餐可进食一些温热、易消化的半流质食物，如瘦肉粥、软面条、蒸蛋羹等。第二餐可以正常进食。有些产妇在分娩的第一、二天感到疲劳无力或胃肠功能较差，可进食较清淡、稀软、易消化的食物，如小米粥、鸡蛋面、馄饨、蒸鸡蛋、煮鸡蛋、卧鸡蛋及煮烂

## 第十一章 产后饮食与营养

的肉菜，然后再进普通饮食。

剖宫产术后的产妇在手术后 6 小时内是禁食禁饮的，6 小时以后可以进食一些流质的饮食，如米汤水、萝卜水等，24 小时后胃肠功能恢复，可进食流食 1 天，忌用牛奶、豆浆及含糖饮食，体质好转后改用半流食 1~2 天，再转为普通饮食。少数产妇术后排气较慢或身体不适，且无食欲，可多吃一两天半流食，再进行普通饮食。

产妇由于哺乳的需求，需要进食一些汤类促进乳汁的分泌。以下为大家推荐一些促进乳汁分泌的食补汤。

**（一）猪蹄黄花菜黄豆汤**

（1）主料：猪蹄 1 只、黄豆 60 克、黄花菜 30 克。

（2）做法：猪蹄洗净剁成碎块，与黄豆、黄花菜共煮烂，入油、盐等调味，分数次吃完。2~3 天一剂，连服 3 剂。

**（二）花生猪蹄汤**

（1）主料：猪蹄 1 只，花生 50 克。

（2）做法：

1）花生清水中浸泡片刻，洗净。猪蹄去毛刮皮，斩块，沸水中焯烫出血沫，捞出洗净。

2）汤锅加水没过猪蹄，大火烧开。放入花生、姜、料酒，转小火炖煮 2.5 小时左右。出锅前放适量盐调匀即可。

**（三）鲫鱼豆腐汤**

（1）主料：鲫鱼 150 克、豆腐 50 克、香菜少许。

（2）做法：

1）鲫鱼除去内脏，清洗干净。如果鲫鱼较大，可将鱼切成 4 厘米左右长的小段。

2）豆腐切成 1 厘米左右小丁，香菜切小段。

3）中火加热锅中的油，将鱼放入锅中煎 2 分钟，加入葱、姜末煸一下，随后加入 800 毫升水，水开后，加入醋，再转小火煮 10 分钟。

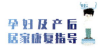

4）将豆腐丁放入锅中，再煮 10 分钟，至汤色转白后，调入盐。将汤盛入大碗中，上面撒上香菜段即可。

**（四）木瓜花生大枣汤**

（1）主料：木瓜 750 克、花生 150 克、大枣 5 粒、片糖一块。

（2）做法：

1）木瓜去皮、去核、切块。

2）将木瓜、花生、大枣加 8 碗水放电饭煲内，放入一块片糖，待水开后改用文火煲 2 小时即可。

**（五）莲藕龙骨汤**

（1）主料：龙骨 200 克、莲藕 100 克、生姜 5 克。

（2）做法：

1）龙骨洗净，斩成小块，入沸水去血水；莲藕洗净，切块；生姜切片。

2）将龙骨、莲藕、生姜片装入炖盅内，加适量开水，上笼用中火蒸 1 个小时。

3）加盐、味精调味即可。

**（六）猪骨通草汤**

（1）主料：猪棒骨 200 克、通草 50 克。

（2）做法：

1）猪棒骨洗净，入沸水锅中焯烫出血沫，捞出冲洗干净。

2）汤锅加足量水，放入猪骨大火烧开，放姜、料酒，转小火慢炖 1.5 个半小时左右。

3）通草洗净后放入，小火继续炖 40 分钟左右，调入少许盐即可。其中通草在中药房有售。

第十一章　产后饮食与营养

喝汤小诀窍：

1. 餐前不宜饮太多汤，以免影响食量。可在餐前饮半碗至一碗汤，待八九成饱后再饮一碗汤。

2. 喝汤的同时要吃肉。肉汤的营养成分大约只有肉的1/10，为了满足产妇和婴儿的营养，应该连肉带汤一起吃。

3. 不宜饮多油浓汤，以免影响产妇的食欲，引起婴儿脂肪消化不良性腹泻。

煲汤小诀窍：

1. 煲汤的材料宜选择一些脂类较低的肉类，如鱼类、瘦肉、去皮的禽类、瘦排骨等。

2. 可根据产妇的需求加入对补血有帮助的煲汤材料，如红枣、红糖、猪肝等。

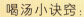

## 三、产后一日食谱举例

早餐：牛奶250毫升、红豆粥1碗。

早点：苹果1个、芝麻糊1碗。

午餐：米饭1碗、白灼虾1份、香菇滑鸡1份、清炒菜心1份、莲藕龙骨汤1碗。

午点：甜酒鸡蛋羹1碗、点心1份。

晚餐：米饭1碗、清蒸排骨1份、莴苣炒肉1份、鲫鱼木瓜汤1碗。

晚点：瘦肉粥1碗、香蕉1个。

（曾帅辉　黄宝琴）

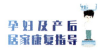

# 第十二章 产后体质、体能管理

## 第一节 产后体质管理

### 一、体质的概念

体质即"身体质量",是人体生命活动过程中先天和后天获得的基础上形成的形态结构、生理功能和心理状态方面综合的、相对稳定的固有特质,是人类在生长发育过程中所形成的与自然、社会环境相适应的个体特征。体质主要表现在与健康状况和抵抗健康侵害因素的能力,体质与人体的健康和疾病息息相关。

体质包含五个范畴,即身体形态、身体功能、身体素质、心理发育水平、环境适应能力。其影响因素主要包括遗传、环境、营养、教育、体育锻炼、卫生保健、生活方式等。

### 二、产后体质特点

近年来,随着生活质量的不断提高,女性对自己产后的身体恢复日益关注。体质健康人们都很熟悉,那么,产妇的体质与普通人有何异同?产妇又是如何判断自己的健康水平的呢?

产后期定义为从胎儿出生后即刻算起,通常情况下没有明确的终点。产后期可以大致分为住院期(在医院停留)、产后产褥期(出院后的产后6周)和产后恢复期(6周至1年,与停止母乳喂养相对应)。产后期可以让女性开始或重新进行身体活动。尽管身体活动可以改善心情和心血管健康，促进减肥和减少产后抑郁和焦虑等好处，但大部分女性并没有在胎儿出生后恢复至孕前的身体活动水平。

产妇属于特殊人群，体质也有着相应的特殊性。产妇由于缺乏健康教育、运动减少、营养过剩等，导致产后肥胖已成为日益普遍的现象，且体重指数、全身体脂百分比、脂肪分布等均高于正常范围。肥胖类型表现为水肿型、脂肪肥胖型、混合型、下身肥胖型和肌肉肥胖型。部分产妇还存在灵敏性、速度、柔韧性、下肢肌肉力量和骨密度下降的状况。为了促进产后体质恢复，掌握简便有效的体质测评方法和运动锻炼方法是至关重要的。

### 三、产后体质测评

由于产妇从分娩开始持续关注新生儿，对此时身体活动的重要性知之甚少，很多人需要进行正确的产后身体活动指导。有研究报道，在胎儿出生后计划锻炼的产妇，只有15%的产妇与医生讨论过产后锻炼的合适时间。那么，我们该如何正确评定自身产后体质现状呢？本节将从身体形态、身体功能、身体素质、体力活动测量等方面分别阐述测评的方法。

#### （一）身体形态

由于生活环境的改善和家庭的重视程度提高，多数产妇在孕期时均有不同程度的超重甚至肥胖。体脂超标往往伴随产后高血压、糖尿病等疾病的发生。同时，分娩过程还伴随着相应的肌力和部分运动功能下降。因此，对于产妇的产后体质健康来说，亟待解决的问题就是体重控制和肌力恢复。前提条件则是正确判断自己的体质是否属于健康状态。

女性被期望在孕期获得体重的增加，但这样将会使产妇和婴儿有长期肥胖的风险。美国医学研究所的推荐指南中指出，过度的妊娠体重增加对于产妇和新生儿的健康都产生不利影响，包括产妇和儿童期的肥胖。

### 1. 体重指数

体重指数（BMI）是一个参照个体的身高来评价其体重是否合理的简便易行的指标。计算公式：BMI= 体重／身高$^2$（千克／平方米）。

对于大多数产妇而言，BMI 的增高与不良健康后果之间的联系十分明显。当 BMI > 24.0 时，个人患高血压的风险会增加（表 12-1）。根据建议，个人应保持 BMI 在 24.0 以下。

表 12-1　中国成人 BMI 标准及相关疾病的危险度

| 分类 | BMI（kg/m$^2$） | 危险度 |
| --- | --- | --- |
| 轻体重 | <18.5 | 低（但其他疾病风险增加） |
| 正常体重 | 18.5~23.9 | 平均水平 |
| 超重（肥胖前期） | 24.0~27.9 | 增加 |
| 肥胖 | ≥ 28.0 | 中度增加 |

### 2. 腰臀比

腰臀比是腰围除以臀围，是评价身体脂肪分布、并确定个体具有较多有害的腹腔内脂肪的简单常用的方法。测量方法如下：

腰围测量：受试者自然站立，两臂交叉抱于胸前，双脚并拢。测试人员面对受试者，位于受试者侧前方，将带尺经脐上 0.5~1.0 厘米处（肥胖者可选择腰部最粗处），水平围绕一周，带尺上与"0"点相交的数值即为测量值，取呼气结束时的测量值。

臀围测量：受试者自然站立，两肩放松，两臂交叉抱于胸前，双脚并拢。测试人员立于受试者侧前方，将带尺沿臀大肌最突起处水平围绕一周，带尺上与"0"点相交的数值即为测量值。

腰臀比常用来反映腹部脂肪堆积的程度。产妇腰臀比 > 0.86 则被认为是腹部脂肪过多，健康危险性会增加。

### 3. 仪器测量

双能 X 光吸收法不仅可精确测量骨密度，也可通过扫描计算身体各

## 第十二章 产后体质、体能管理

部分脂肪含量。该方法受年龄、性别、种族、测试手法等因素影响较小，但其设备和检查费用较为昂贵。目前，双能 X 线吸收法常用于临床身体成分和科研领域中。

皮褶厚度测量，是常用的评价身体成分的方法，它具有快速、无创伤、廉价的特点。但该方法对测试者掌握测量部位准确性的要求较高。

### （二）身体功能

**1. 安静心率**

安静心率是生理学中使用最多的一项生理反应指标。安静心率可粗略地反映出一个人的心肺耐力水平，心肺耐力较好的人安静心率相对较低。测试方法如下。

（1）动脉触诊法

1）触诊部位：桡动脉（颈动脉）。

2）使用仪器：秒表。

3）测量方法：以食指、中指、无名指的指腹触摸腕部桡动脉搏动区，在明显感觉桡动脉搏动后开始计数。

4）注意事项：测试前 1~2 小时不要进行剧烈的身体活动。

（2）心率监测设备法：如运动监测手环记录 1 分钟心率。

**2. 安静血压**

血压是指血液在血管内流动时对血管壁产生的侧压力。测试方法如下（表 12-2）。

（1）使用仪器：电子血压计或水银血压计。

（2）注意事项：

1）测试前 1~2 小时不要进行剧烈的身体活动。

2）静坐 10~15 分钟，情绪稳定，接受测试。

3）测试时上衣袖口不应紧压上臂。

4）重测时必须休息 10~15 分钟。

表 12-2　成年人脉搏、血压正常值范围

| 脉搏（次/分） | 血压（毫米汞柱） |
|---|---|
| >100：心动过速 | ≥160/95：高血压，140/90：高血压临界值 |
| 60~100：正常 | 140~90/90~60：正常 |
| <60：心动过缓 | <90/60：低血压 |

**3. 心功能简易测定法**

测量定量负荷时心血管功能指标的变换水平。首先让受试者静坐5分钟，测15秒脉搏数，乘以4得1分钟脉搏数（$p^1$）；然后让受试者做30秒20次蹲起，最后一次站起后测15秒即刻脉搏，乘以4得1分钟脉搏数（$p^2$）；休息1分钟后再测15秒脉搏数乘以4得运动后1分钟脉搏数（$p^3$）。按照公式计算心功能指数 = （$P^1+P^2+P^3-200$）/10。根据指数评价心脏功能，指数越小，说明心脏功能越好（表12-3）。

表 12-3　心功能指数结果评价

| 指数 | 评价 |
|---|---|
| ≤0 | 最好 |
| 0~5 | 较好 |
| 6~10 | 中等 |
| 11~15 | 较差 |

**4. 感觉功能 – 平衡性**

静态平衡指人体在静止条件下保持身体稳定姿势的能力。测试方法如下：受试者在地板或平地上，先用习惯支撑脚站立，两手叉腰，非站立足抬起，闭上眼睛尽力维持平衡。当受试者的支撑脚移动或抬起脚落地时测试结束。

## （三）身体素质

**1. 肌肉耐力**

仰卧起坐用于测量腰腹部肌肉的耐力。测试方法如下。

## 第十二章 产后体质、体能管理

（1）受试者双手手指交叉抱于脑后，两腿稍分开，屈膝90°，仰卧于平坦的软垫上。

（2）另一同伴压住受试者两侧踝关节处，固定下肢。当受试者听到"开始"口令，双手抱头，收腹使躯干完成坐起动作。双肘关节触及或超过双膝后，还原至开始姿势。

（3）连续重复此动作，持续运动1分钟。听到结束提示音后停止，测试结束。测试人员记录受试者在1分钟内完成的动作次数。

### 2. 柔韧性

柔韧性是指人体各关节的活动幅度的能力。坐位体前屈是用来测量腰背部和髋关节柔韧性的方法（表12-4）。

测量仪器：坐位体前屈计/新坐位体前屈计。

测量方法：测试时，受试者双手并拢，掌心向下平伸，膝关节伸直，上身前屈，用双手中指指尖缓慢推动游标平滑前进，直到不能推动为止。测量两次，取最大值，小数点后一位。

表12-4 不同年龄女性采用坐位体前屈测试（厘米）结果评价

| 前屈（厘米）分类 | 年龄（岁） 20~29 | 30~39 | 40~49 |
|---|---|---|---|
| 优秀 | 41 | 41 | 38 |
| 很好 | 40<br>37 | 40<br>36 | 37<br>34 |
| 好 | 36<br>33 | 35<br>32 | 33<br>30 |
| 一般 | 32<br>28 | 31<br>27 | 29<br>25 |
| 需改进 | 27 | 26 | 24 |

注：该表引自加拿大运动生理协会。

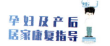

### 3. 灵敏性

灵敏性是指人体在各种复杂的条件下，快速、准确、协调地改变身体姿势、运动方向和随机应变的能力。它与速度、力量、柔韧、协调等有关。

10秒象限跳测试方法如下：受试者站在起点线后，听信号即刻双脚跳入第一象限，然后依次跳入2、3、4象限10秒后记录完成共跳入象限数。踏线或跳错象限不计数。

### （四）体力活动测量

体力活动是指任何可以引起骨骼肌收缩并在静息消耗基础上引起能量消耗增加的身体活动。体力活动在预防和治疗多种慢性疾病、健康状况中的地位日益增高。

美国运动医学学会（ACSM）和美国心脏协会（AHA）对于体力活动和健康的建议：

（1）所有18~65岁的健康成年人至少需要进行每周5天、每天30分钟中等强度有氧体力活动，或每周3天、每天20分钟较大强度的体力活动。

（2）建议中等强度和较大强度相结合的运动。

（3）30分钟中等强度的有氧运动可分别进行，但每次至少持续10分钟以上。

（4）每个成年人每周至少进行2天维持或增加肌肉力量和耐力的运动。

鉴于体力活动与健康之间的量效关系，希望产妇可以通过完成最低限度的体力活动推荐来降低健康危险因素。

体力活动测量方法包括双标水法、间接热量测定法、体力活动问卷（IPAQ问卷）、心率表、运动传感器等。

## 四、产后体质对日常生活的影响

不管以何种方式分娩，产妇身体上的改变可能至少要持续1年才能够完全结束。有证据表明，产后早期的有氧能力和力量会明显下降。身体活动和锻炼能够促进身心全面健康。值得注意的是，女性相对于男性不喜欢参加身体锻炼，甚至为照顾子女的需求而妥协，进一步减少了身体锻炼活动，加剧了女性运动能力的下降。产后体质对日常生活的影响分为以下三部分。

### （一）有氧能力的影响

产后女性长期缺乏运动导致有氧能力显著下降，在日常生活中经常感到体力不支、易疲劳、睡眠障碍、焦虑和抑郁等状况，影响生活和工作质量。产妇通过规律的有氧运动，肺活量开始增加，有氧能力得到提高，产妇能够显著改善自己的身体形态，控制体重，降低体质指数和腰臀比等效果，同时还能够提高心脏功能，改善心血管功能和心脏储备能力。

### （二）肌肉耐力的影响

受传统观念"坐月子"（产褥期）的影响，产后女性1个月之内基本是躺在床上度过的，因此，肌肉力量下降迅速。肌肉力量下降会导致产后女性全身乏力，对于日常生活来说是不利于身体恢复的。

### （三）柔韧性的影响

柔韧性下降导致产妇全身紧绷，特别是脊柱紧绷感更明显。因此，产妇应多下床走动，根据自身的体质调整适合自己的运动量。

## 第二节　产后体能管理

### 一、体能的概念及构成要素

#### （一）体能的概念

体能是通过力量、速度、耐力、协调、柔韧、灵敏等运动素质表现出来的人体基本的运动能力。体能水平的高低与人体的形态学特征以及

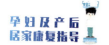

人体的功能特征密切相关。人体的形态学特征是其体能的结构基础，人体的功能特征是其体能的生物功能性基础。

体能是人体对环境适应过程所表现出来的综合能力。体能包括两个层次：健康体能和竞技运动体能。健康体能以增进健康和提高基本活动能力为目标，竞技运动体能以追求在竞技比赛中创造优异运动成绩所需体能为目标。针对孕产妇，主要讨论健康体能。

**（二）体能构成要素**

体能构成要素中与健康相关体能的组成如下。

（1）心肺耐力：持续体力活动中循环和呼吸系统供氧的能力。

（2）身体成分：肌肉、脂肪、骨骼和身体其他重要成分的相对含量。

（3）肌肉力量：肌肉最大用力能力。

（4）肌肉耐力：肌肉在无疲劳状态下连续运动的能力。

（5）柔韧性：关节运动的有效范围。

体能从获得方式上可分为两种途径，一种途径为先天遗传，这种途径的可塑性较小；另一种途径为后天训练所获得，这部分可塑性较大。身体形态和身体功能主要为先天遗传要素，而运动素质与健康水平主要的方式是通过后天训练获得的。身体形态和身体功能通过健康水平影响运动素质，健康水平的高低决定着影响效果的大小；反过来运动素质可以直接影响身体形态和身体功能的健康水平，直接影响运动素质。

## 二、产后体能特点

产后阶段是女性的特殊时期，如何在做好哺乳的同时恢复体形与体能，是为人母之后的女性最为关心的话题。同时，如何调整好心态面对新生命带给自己生活的巨大变化，也是对产后女性的一个挑战。目前，大部分的研究集中于产后形体、产后抑郁症等方面，对于产后身体功能及产后恢复运动的关注性研究较少。

本节从身体成分、肌肉力量、心肺耐力等方面分别叙述产后体能的特点。

### （一）身体成分特点

身体成分包括肌肉、脂肪、骨骼和身体其他重要成分的相对含量。产妇的身体形态指标主要是营养过剩导致肥胖。这里主要谈谈产后肥胖的特点。

产后肥胖一般会持续到产后恢复期后。随着哺乳时间的延长，产后女性的体脂会下降。近年来，随着生活水平的提高，人们对健康的要求越来越高，产后体能恢复逐渐得到重视。由于孕期的特殊性，以及生活方式和饮食结构的改变，孕妇的体重都有所增加。产后由于哺乳的需要营养摄入量增加，运动相对较少，导致体重下降缓慢，甚至还会小幅度上升。由于在孕期重视营养的家庭越来越多，因此，产后肥胖的人数越来越多。有一项针对 480 例产后 42 天女性体质状况的研究中指出，体质指数、全身脂肪百分比、脂肪分布均显著高于正常推荐值。据体质指数判断，有 51.66% 的产妇可诊断为产后超重或肥胖；据全身脂肪百分比判断，有 87.29% 的产妇可诊断为产后肥胖，提示产后肥胖已成为越来越普遍的现象。这可能与孕期、产褥期的营养过剩、饮食结构不合理及运动量的显著减少有关。目前判定肥胖的方法如下：

（1）体脂率法 (F%)：成年女性 F% > 30% 即为肥胖。

（2）体重指数 (BMI) 法：采用中国肥胖汇总分析报告最新提出的标准，即 BMI < 18.5 为体重过低，18.5 ≤ BMI < 24.0 为体重正常，24 ≤ BMI < 28.0 为超重，BMI ≥ 28.0 为肥胖。

（3）超标准体重百分比法：体重超过标准体重的 20%~30% 为轻度肥胖，超过 30%~50% 为中度肥胖，超过 50% 为重度肥胖。

### （二）肌肉力量特点

由于受孕期腹壁长期膨胀的影响，弹力纤维断裂，在产后表现为腹壁明显松弛，腹部皮肤出现妊娠纹，腹直肌呈不同程度的分离，支撑力降低，腹部力量下降，就会出现腰部代偿，易腰酸，脊柱承受的压力变大。

同时，腹直肌的支撑力不足，会使腹内器官下垂，压迫膀胱，易造成漏尿。产妇下肢肌肉力量普遍下降，这可能与女性传统的孕期静养少动的观念有关。

### （三）心肺耐力特点

**1. 最大摄氧量**

对于孕妇来说，其身体在怀孕期间产生一系列的变化，所需氧量是正常人的 2 倍左右。有研究表明，相当一部分孕妇都存在不同程度的缺氧现象，因此，增强孕妇的最大摄氧量，提高其自身的摄氧能力，不仅可以防御与减少各种缺氧症状，同时也有利于胎儿的生长发育与婴儿的智商等。例如，孕妇在水中进行适当的运动，有利于呼吸肌的弹性增加和力量的增长，使机体充分摄取氧气和排放二氧化碳的能力得到了极其显著性增强，进而使孕妇心肺功能提高。

**2. 肺活量**

肺活量是指在不限时间的情况下，一次最大吸气后再尽最大能力呼出的气体量，这代表肺一次最大的功能活动量，是反映人体生长发育水平的重要功能指标之一。孕妇具备较高的肺活量不仅有利于身体健康，而且还有利于胎儿的成长发育，同时在分娩过程（尤其是在历时最长，最为痛苦的第一产程）中有利于均匀地完成腹式呼吸，以使身体尽可能地处于松弛状态，减轻子宫阵缩及宫颈口扩张引起的不适。

## 三、产后体能测评

产妇体能发展与其身体各个器官和系统结构及功能密切相关。由于产妇其身体各部分功能均处于不稳定状态，因此，此阶段的产妇体能测评具体项目和侧重点与正常成人之间存在差异。

正确的体能测评应对体能中健康体能的身体成分、肌力与肌耐力、柔软度、心肺耐力四个方面和运动体能的平衡、协调性、敏捷性、反应、速度、爆发力六个方面进行全面整体的评估。

## 四、产后体能训练

依据"动态系统理论",人体活动时所表现出来的力量、耐力、速度、柔韧和灵敏等素质是由多个系统如骨骼肌肉系统、神经系统、感觉系统、呼吸系统、心血管系统、消化系统及以及心理、环境等方面互动而产生的结果,其中一个系统出现问题或障碍,均会影响人体活动时的表现。例如,产妇走路或慢跑吃力可能是心肺功能出现问题,使其呼吸短促及肺部扩张不足所致,也可能是骨骼肌肉系统出现问题,如在跑步时的肌力较弱及肌耐力不足引起。因此,产妇体能训练,需全面了解身体各方面的功能,从每一个系统去分析原因,加以干预和训练。

产妇体能干预和训练应遵循"FITT"原则,FITT 是 frequency(频率)、intensity(强度)、time(时间)和 type(类型)这四个英文单词的缩写。①频率:运动训练需有规律地进行。要想获得良好的训练效果,每周应保持一定的训练频率,每周应至少进行 3~5 次。②强度:进行有氧运动时,训练强度应保持心率控制在个体最大心率的 65%~80%,在适应一定的运动强度后,逐渐加大训练强度。③时间:指每次运动的持续时间,每次至少持续进行 20 分钟的有氧运动,才能提高心肺耐力。④类型:不同类型的锻炼项目会产生不同的训练效果,通过体能测评,可以了解产妇的身体功能特点,有针对性地安排项目进行锻炼。

### (一)心肺耐力

心肺耐力训练是一项重要的身体素质训练。训练时一定要控制运动强度。不过,心肺耐力的练习强度也应根据产妇的实际机体情况来量身制订。通常一次有氧耐力练习中总的练习时间不应少于 30 分钟。

### (二)肌肉力量素质

产妇在进行肌肉力量素质训练时,应根据自身实际情况,循序渐进地进行训练。

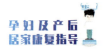

### 1. 练习的强度

练习的强度是自身克服物体的重量，如杠铃或哑铃的重量，也可以是自身的重量。在进行负重力量练习时，应根据训练目的和产妇的实际肌肉力量情况来选择合理的负重。

### 2. 练习的次数和组数

练习的次数是对抗某一重量的动作需要连续重复多少次，练习的组数是一次练习中这样的练习重复多少组。负重力量练习的次数和组数应根据负荷大小、产妇的力量水平等因素来决定。力量训练中练习的次数和组数改变，力量训练的效果也将随之改变。

### 3. 间隔时间

力量练习的间隔时间包括同一次训练中组间间隔时间和两次力量练习之间的间隔时间。通常，组间休息时间一般是3~6分钟。力量练习中的间隔时间主要取决于力量练习的目的、产妇的力量水平和机体的生理反应、练习动作特点等因素。

### 4. 动作的速度

动作的速度也会影响力量练习的效果。慢速力量练习只能改善肌肉慢速活动的能力，快速力量练习主要改善肌肉快速运动的能力。

### （三）柔韧素质

提高柔韧素质的训练可以采用主动拉伸练习和被动拉伸练习。拉伸练习包括暴发式拉伸和缓慢拉伸两种。要特别注意的是，产妇在运动前一定要做好拉伸活动，没有拉伸活动、身体柔韧性下降是引起运动损伤的原因之一。

（庄　洁）

# 第十三章　产后居家运动康复指导

## 第一节　产后身体的变化与运动原则

### 一、产后身体的变化

随着胎儿的出生，产妇的体重在数字上一夜之间发生改变，也意味着产妇的姿势需要调整。恢复怀孕前的姿势，还需要一些时间。

韧带的松弛在产后几个月会持续影响产妇的关节。如果是母乳喂养，对产妇的影响会更久。练习的选择上要谨慎，避免过度伸展、大范围地运动和单腿负重运动。

照顾婴儿需要做很多的弯曲、提拉和旋转，这会对所有易受伤的关节造成压力。如果是母乳喂养，颈部、肩部的上方仍旧继续被乳房的重量影响。因此，释放紧张的练习需增加背部的力量。尽量在运动前喂好婴儿，这样会舒服很多。

随着胎儿的出生，产妇的子宫通常要6周才能恢复到孕前大小，应尽早做些骨盆倾斜锻炼，能促进子宫尽快恢复。可以试着俯卧，在髋下面垫个枕头，枕头会倾斜你的骨盆。

肋骨在孕期升高，胸围会增加，在产后不能及时自行恢复正常。锻炼可以帮助产妇强化肋骨下沉的斜向的肌肉。

如果是阴道分娩，可能对会阴撕裂和会阴侧切做缝合。如果有医学干预，如产钳使用，会加剧分娩后疼痛。练习收缩和放松肌肉，鼓励血液流向这个区域，会帮助伤口愈合的进程，降低水肿，减缓疼痛。

## 二、产褥期运动原则

产妇在产褥期适当的运动有利于产后的恢复。经阴道分娩的产妇在产后6~12小时即可下床做轻微活动,产后第2天可在室内走动。有会阴切开或剖宫产的产妇也应尽早下床活动,有助于自身体力恢复,促进排尿、排便,以及盆底和腹部肌肉张力的恢复,避免或减少静脉血栓形成。但产后不应过早地进行重体力劳动,以免造成日后阴道壁膨出和子宫脱垂。

产褥期运动可补充产妇在产褥早期活动的不足,还能促进腹壁和盆底肌张力的加强。通过盆底肌的锻炼,对防止产后尿失禁,膀胱、直肠膨出和子宫脱垂也有重要作用。产后的运动量应由小到大,逐渐增加,循序渐进。运动次数和每次持续的时间应根据产妇的具体情况决定,量力而行。

## 三、产后运动的好处

(1)为产妇所有的需求做好准备。

(2)重新强化腹肌,改善腹直肌分离。

(3)在孕期肋骨上提、张开,以适应长大的胎儿。产后运动能够帮助肋骨关闭下沉。

(4)解决盆底问题,如压力性尿失禁。

(5)预防常见的关节问题,包括骨盆带疼痛。

(6)释放内啡肽——"感觉良好"的激素,帮助减压,学习放松。

(7)帮助管理体重,强壮肌肉,回到孕前状态。

## 四、产后运动的建议

产后在恢复孕前的运动时应采用循序渐进的方式,产后立即开始骨盆底运动,可以减少尿失禁的症状和持续时间。

第十三章　产后居家运动康复指导

产后至少 4~6 周会继续有妊娠的生理和形态变化。如果哺乳，则鼓励继续保护关节。哺乳期的产妇适度的运动不会损害母乳量或婴儿的成长。运动后母乳中可能有短期增加的乳酸，如果婴儿在产妇运动后进食较少，则可在运动之前先哺乳。

（1）骨盆底强化运动：胎儿出生后应尽快恢复运动。这些运动可能会增加血液循环，有助于撕裂伤或外阴切口的愈合。可以将骨盆底强化运动融入日常生活之中。

（2）腹直肌分离的矫正：鼓励产妇在顺产后第 3 天进行检测是否存在腹直肌分离现象，若存在，先缓慢进行腹直肌锻炼，直到分离不超过 2 厘米后，才可以恢复幅度更大的腹肌运动。

（3）有氧运动：当产妇觉得有能力时，可以恢复心肺运动，并逐渐增加强度。在开始剧烈运动或运动专门培训之前，建议先做体检。

### 五、产后运动注意事项

（1）如果恶露量增加或颜色转为鲜红色，运动就要延迟。

（2）关节松弛可能在产后会存在一段时间，特别是哺乳的产妇，应采取预防措施以保护关节。足够的热身运动和放松运动是非常重要的。

（3）由于产后存在空气栓塞的风险，至少在产后 6 周内避免俯卧膝胸位。

## 第二节　产后运动康复指导

### 一、产后运动方式与技巧

正常阴道分娩后，可以在产妇觉得能够运动，且医生同意的情况下，尽快开始运动。

## （一）呼吸练习

（1）坐在床上或结实的椅子上，将脊柱向上拉长。

（2）如果是剖宫产，一只手放在瘢痕上，给以温柔的支托。

（3）深深地、充分地用鼻子吸气，使肋骨扩张——想象拉开的手风琴。

（4）用嘴呼气时，关注把肺里的空气完全挤出去——想象手风琴合起来，完全排空肺，放松肋骨，让胸部柔软。

重复8次，试着每天做5组。

## （二）盆底肌练习

### 1. 挤压枕头

（1）适合对象：所有阶段的女性。

（2）开始动作：仰卧屈膝，大腿间放一个枕头。

（3）动作：

1）吸气，准备。

2）呼气，拉上拉链。

3）吸气，拉紧拉链。

4）呼气，卷曲的拉链还是拉上，温柔地挤压枕头。

5）吸气，放松拉链，保持枕头挤压。

6）呼气，放松挤压枕头。

重复4次，然后换相反顺序。

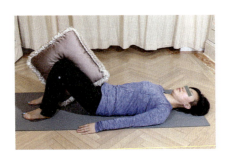

挤压枕头

## 第十三章　产后居家运动康复指导

### 2. 紧急情况的停止方法

压力性尿失禁在孕期和产后很常见。例如咳嗽、打喷嚏时出现尿失禁。可以通过以下练习来缓解。

（1）适合对象：所有阶段的女性。

（2）开始姿势：选你喜欢的姿势，但可能坐着最容易。

（3）动作：

1）自然呼吸，提升整个盆底，紧急情况下，尽快收紧所有肌肉。

2）保持约5秒，保持呼吸平稳，然后放松。

重复6次。

### 3. 注意事项

（1）盆底练习最好的做法是一次做6个收缩。

（2）努力专注在每一个肌纤维的向上拉升。

（3）收缩盆底肌时不要屏住呼吸。

（4）不要在上厕所时尝试做盆底肌练习。坐在马桶上使盆底肌处于错误角度，但可以在上完厕所后，坐在马桶盖上做盆底肌练习。

（5）努力一天中有规律地练习盆底肌——当等红绿灯、排队等。

（6）不同的提示和不同的姿势适合不同的女性。

（7）记住也要做一些盆底肌放松练习。

（8）确保臀部肌肉放松，骨盆始终不动，"升降机"的运动只发生在里面。

（9）胸和肩应放松，避免颈部紧张。

### （三）腹直肌分离的练习

#### 1. 测量

屈膝仰卧，缓慢抬高头部及肩关节，使其离开地面，举手伸向膝关节。直至肩胛部离开地面。将一只手的手指横向放于肚脐上。如果有分离现象存在，手指陷入腹直肌的间沟；腹直肌分离也可以沿中线的纵向隆起。这种状况可能发生于肚脐的上方、下方，或者同一高度处，所以这三个

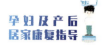

区域均要测试。

腹直肌分离矫正运动,直到腹直肌分离程度减少到 2 厘米或更小。由于腹斜肌附着于腹白线的角度不同,在做躯干旋转运动时有可能使其永久分离,所以要延后。

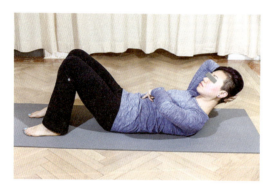

测量

**2. 辅助卷腹**

(1)适合对象:产妇。

(2)注意:在头下垫个扁平的靠垫或毛巾,先点头,然后逐节卷起。

(3)装备:大毛巾、扁的靠垫或折叠毛巾,垫在头部下方。

(4)开始姿势:把毛巾横向铺在垫子上,躺下时把毛巾裹在上腹部,仰卧屈膝,头下垫毛巾或靠垫,手臂交叉抓住对侧的毛巾边缘,拉上拉链。

(5)动作:

1)吸气,准备。

2)呼气,点头,逐节卷起上半身,肋骨背面不离开垫子,同时拉紧毛巾,慢慢挤压。

3)吸气,感觉气吸到肋骨的后面,保持卷上的姿势。

4)呼气,慢慢卷下,拉紧毛巾,直到腹直肌完全复原,吸气,放松。重复 10 次。

(6)注意事项:①确保骨盆中立位,压紧垫子,在保持这个前提

## 第十三章　产后居家运动康复指导

下尽量卷高。②保持骨盆稳定，脊柱下段自然的生理弯曲会展开，放松置于在垫子上。③保持拉紧毛巾，想象两边的腹直肌结合在一起。

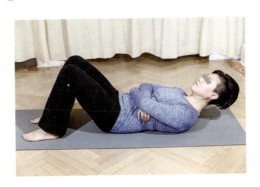

辅助卷腹

### （四）循环练习

**1. 单腿滑行**

（1）开始姿势：仰卧放松，双臂自然置于身体两侧的垫子上。拉上拉链，在整个练习中保持与核心持续的、合适的连接。

（2）动作：

1）吸气，保持核心的连接。

2）呼气，沿着地板滑出一条腿，与髋关节成一直线，保持骨盆和脊柱稳定、中立。

3）吸气，感觉气吸到肋骨后部，将腿收回至起始位置，保持与核心的连接，维持骨盆和脊柱的稳定和静止。每条腿重复5次。

（3）注意事项：

1）保持骨盆和脊柱静止，纵向延伸。

2）关注在腰部延长，换腿时两侧力量应均匀。

3）支撑腿保持静止，不要紧张。

4）全脚掌接触地面，与髋关节在一条直线上。

5）保持胸部和肩部前侧打开，避免颈部的任何紧张。

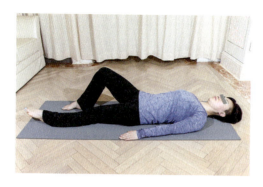

单腿滑行

## 2. 单膝打开

（1）开始姿势：仰卧屈膝，拉上拉链，通过练习，保持与核心持续的、合适的连接。

（2）动作：

1）吸气，准备。

2）呼气，一侧膝盖慢慢向外侧打开，脚掌不离开垫子，可以旋转至外侧缘着地。只要骨盆不动，尽量打开。

3）吸气，收回膝盖回到开始姿势。每侧重复 5 次。

（3）注意事项：

1）保持骨盆和脊柱静止，纵向延伸。

2）关注在腰部延长，换腿时两侧力量应均匀。

3）支撑腿保持静止，不要紧张。

4）全脚掌接触地面，与髋关节在一条直线上。

5）保持胸部和肩部前侧打开，避免颈部的任何紧张。

6）特别关注骨盆不要摇晃到另一侧。

7）支撑腿应保持正确的结构排列和静止，不要向外打开，远离活动的腿。

第十三章　产后居家运动康复指导

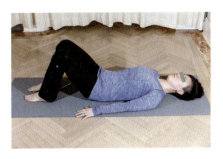
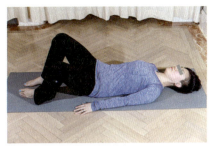

单膝打开

### 3. 单腿折叠

（1）开始姿势：仰卧屈膝，拉上拉链，整个练习过程中保持与核心持续的、合适的连接。

（2）动作：

1）呼气时，将右脚抬离垫子，朝着身体屈膝，使大腿的使用重量落在髋关节窝里，保持骨盆压紧地面，延长脊柱。

2）吸气，保持单腿折叠的姿势。

3）呼气，慢慢将右腿还原到垫子上。每侧重复 5 次。

（3）注意事项：

1）保持骨盆和脊柱静止，纵向延伸。

2）关注在腰部延长，换腿时两侧力量应均匀。

3）支撑腿保持静止，不要紧张。

4）全脚掌接触地面，与髋关节在一条直线上。

5）保持胸部和肩部前侧打开，避免颈部的任何紧张。

6）保持骨盆静止，核心贯穿，关注在活动腿和身体其余部分分离。

7）不妨碍骨盆，不丢失中立位的前提下尽可能屈膝。

8）朝着髋关节的方向屈膝。

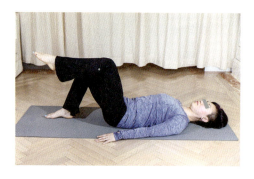

单腿折叠

### （五）姿势性腰痛的练习

"猫"势，见孕中期运动。

## 二、产后谨慎开始的动作

### 1. 胸部卷起

强化腹肌，动员脊柱和肋骨，同时增强骨盆和腿的稳定性。

（1）适合对象：备孕期、孕早期、产后（腹直肌分离小于 2.54 厘米或不鼓起）的女性。

（2）开始姿势：仰卧屈膝，双手十指交叉抱头，双肘打开在耳朵两边，在两眼余光范围内。拉上拉链。

（3）动作：

1）吸气，准备。

2）呼气，延伸后脖颈，点头，逐节卷起上半身，保持肋骨的下部在垫子上，保持骨盆稳定和水平，不要鼓起腹部。

3）吸气，感觉气吸到肋骨的后面，保持卷起的姿势。

4）呼气，缓慢地、有控制地将脊柱卷回垫上。

（4）注意事项：

1）卷到能保持骨盆中立的前提下尽量高的位置。

2）骨盆保持稳定，下背部有自然的弧度。

3）关注到脊柱逐节剥离垫子。

4）控制脊柱逐节卷回垫子。

5）呼气时帮助脊柱向前弯曲，肋骨的关闭。

6）保持肩胛骨和肋骨后部的连接。

7）保持颈部延伸放松，感觉头部很重，用手支托。

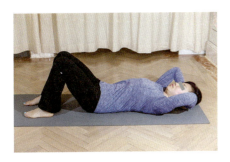 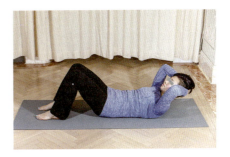

胸部卷起

**2. 卷腹后膝打开**

强化核心稳定的同时加上膝打开来促进骨盆稳定。

（1）适合对象：备孕期、孕早期、产后（腹直肌分离小于2.54厘米）的女性。如果是剖宫产产妇，5个月后开始。

（2）开始姿势：仰卧屈膝，双手十字交叉抱头，双肘打开在耳朵两边，在双眼余光范围内。拉上拉链。

（3）动作：

1）吸气，准备。

2）呼气，拉长颈后，点头，逐节卷起上半身，后侧肋骨下缘留在垫子上。保持骨盆稳定、水平，不要让腹部鼓起。

3）吸气，感觉气吸到肋骨的后面，保持卷起的姿势。

4）呼气，缓慢将一侧膝盖向外打开，保持骨盆静止和稳定。

5）吸气，膝盖收回，与髋关节成一条直线。

6）呼气，有控制地打开并一侧膝盖。

7）吸气，收回膝盖。

8）呼气，脊柱卷下。

重复5次。

（4）注意事项：

1）关注在脊柱逐渐离开垫子。

2）头感觉很重，用手支托，使颈部放松。

3）当膝盖向外打开时，脚外侧缘紧挨垫子。

4）单膝在收回时，脚掌转回到原位。

5）尽量将腿向一侧移动，骨盆不动。

6）吸气，感觉气吸到后背，帮助保持卷上的动作。

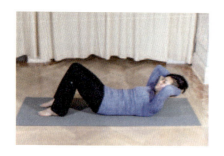 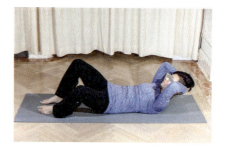

卷腹后膝打开

### 3. 单腿伸展

（1）适合对象：备孕期、产后3个月的女性，且后背完全恢复正常，腹部无一点突起，之前先复习卷腹、双膝屈曲。

（2）开始姿势：仰卧屈膝，双手十字交叉抱头，双肘打开在耳朵两边，在两眼余光范围内；双腿略微从髋关节处打开，脚跟并拢，膝盖分开与髋同宽。

（3）动作：

1）吸气，感觉气吸到后背。

2）呼气，点头，卷起。

3）吸气，感觉气吸到后背，保持卷起。

4）呼气，沿着与髋一条直线伸出右腿，与地面成 45°。

5）吸气，右膝慢慢弯曲收回。

6）呼气，伸出左腿。

7）吸气，屈左膝收回。

重复 8 次，还原时一次放低一条腿，有控制地缓慢卷下。

（4）注意事项：

1）保持后背像锚一样固定，骨盆与背一致，骶骨正中在垫子上。如有需要，伸展到空中的腿可以高一些。

2）髋关节有控制地、流畅地活动双腿，保持与髋关节一条直线。

3）腰的两侧保持等长。

4）用适当的核心力量向上或向下控制运动，保持后背固定。

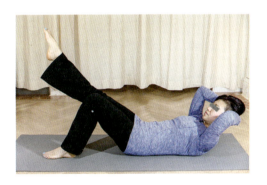

单腿伸展

### 4. 卷腹加单腿伸展

动态地向外慢慢地拉伸大腿后侧的腘绳肌。

（1）适合对象：备孕期、孕早期、产后的女性（腹直肌分离小于 2.54 厘米，没有突出）。

（2）开始动作：仰卧屈膝，在膝盖当中放一个靠垫，双手十指交叉抱头，双肘打开在耳朵两边，在两眼余光范围内。拉上拉链。

（3）动作：

1）吸气，准备。

2）呼气，点头，逐节卷起，同时从膝盖处伸直一条腿，垫子固定不动。

3）吸气，感觉气吸到后背，保持卷起的姿势。

4）呼气，有控制地慢慢卷下，伸直的腿弯曲，重新放回垫子上。

（4）注意事项：

1）骨盆保持在中间。

2）枕头是为了保持双腿的结构排列，不要挤压枕头。

3）关注脊柱逐节卷离垫子，脊柱逐节还原也一样重要。

4）用手支托头，颈部放松。

5）伸长一条腿，同时保持髋关节像锚一样稳定。

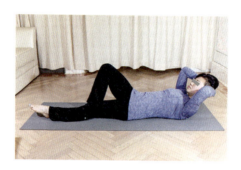

卷腹加单腿伸展

**5. 斜向卷腹**

强化腹肌，组织脊柱和肋骨，卷上后额外的旋转增加了斜向卷腹的另一个平面的挑战，特别是练习时要保持骨盆和双腿的稳定。

（1）适合对象：备孕期、孕早期和产后的女性，腹直肌分离小于2.54厘米，至少产后第8周再加上这个练习。如果剖宫产，应在5个月后开始练习。

（2）开始姿势：仰卧屈膝，双手十字交叉抱头，双肘打开在耳朵两边，在双眼余光范围内。拉上拉链。

# 第十三章　产后居家运动康复指导

（3）动作：

1）吸气，准备。

2）呼气，点头，逐节卷起上半身，向左旋转头和躯干，使右边的肋骨朝着左边的髋关节，保持骨盆静止水平，腹部不要鼓起。

3）吸气，感觉气吸到后背，保持卷起和旋转的姿势。

4）呼气，缓慢地、有控制地卷回垫上。

5）重复，换另一侧。

重复10次。

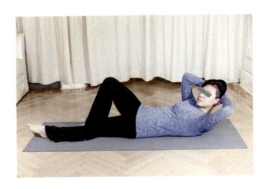

斜向卷腹

## 三、产后有氧运动建议

保持心脏健康，对称的练习，如轻快的步行、游泳、慢跑都很好。避免不对称的运动，如打网球、打高尔夫球、打壁球等，直到产妇恢复正常。

（1）有规律的运动——30分钟，每周5次，每天的练习能够累积，例如，3次10分钟轻快步行。

（2）戴有支托、无钢圈的文胸。

（3）避免污染的交通地区。

（4）保持充足的水分摄入。

（5）如果有尿失禁或骨盆压力，应及时就医。

（6）任何费力的运动都会耗尽产妇的能量，运动燃烧能量，所以，如果母乳喂养，并做有氧运动，要确保增加相应地食物和水分的摄入。

（7）如果有任何背部和盆底问题，应避免不对称的练习，直到产妇感觉恢复正常。

（8）任何运动应该感觉良好，不要精疲力竭。

（王曼华）

# 第十四章　孕产期各阶段的心理特点

从计划怀孕到十月怀胎生子以及产后抚养婴儿，孕产妇要经历一段喜悦又艰辛的过程。在整个孕产期，孕产妇的身体和心理都会经历巨大的变化，出现不同程度的情绪波动，时而开心愉快，时而情绪低落、烦躁易怒以及焦虑不安。孕妇良好的情绪使夫妻感情融洽、家庭美满幸福，也是优生优育的重要因素之一，而不良情绪不但降低生活质量，更重要的是影响胎儿的生长发育。因此，孕产妇在孕产期的心理健康不容忽视。

导致孕妇出现不良情绪的因素很多，例如对妊娠知识了解不够、对妊娠的身体反应适应不良、缺乏心理准备、对胎儿发育的担心以及缺乏亲人的支持等。

在孕产期的不同阶段，从计划怀孕的心理准备，到初获怀孕消息的喜悦与忐忑，再到对胎儿生长发育的过分关注和母亲角色的逐步转变，孕产妇的情绪和心理特点各有不同。

## 第一节　围孕期心理准备

优生优育，从怀孕前的心理准备开始。首先，受孕年龄的选择很重要，虽然女性适合怀孕的年龄跨度很大，但一般来说，不要过早或者过晚地怀孕生子。过早生育，年轻的准爸爸准妈妈心理上不成熟，很难进入父母的角色，在教育孩子方面可能力不从心；过晚生育，父母和孩子年龄差距太大，双方的价值观容易产生分歧，代沟更大，难以相互理解。同时，由于生理和社会原因，高龄孕妇往往压力更大，对自身和胎儿的健康担心较多，容易出现焦虑紧张、情绪低落、兴趣减退和人际关系不良等问题。有研究证实，高龄产妇出现焦虑、抑郁情绪的比例明显高于35岁以下的产妇。不良的生活方式如吸烟、酗酒、缺乏运动、作息不规律、工作过于紧张等对女性的身体状态和心理状态均有影响，导致失眠、自主神经功能失调，出现焦虑、恐惧和抑郁情绪。而健康的生活方式使人精力充沛、心态积极、情绪平和，有利于顺利怀孕。

怀孕和生育是个辛苦又漫长的过程，不仅有期盼的喜悦，还要有克服困难的勇气。要学习妊娠知识，了解孕期生理的变化，认识到做父母的责任和义务，接受角色转变，做好心理准备，以平和的心态去迎接新生命的到来。

## 第二节 孕期心理特点

### 一、孕早期心理特点

孕12周前属于孕早期。初获怀孕的消息，准妈妈既期待又怕失望，而一旦确认怀孕，则是既幸福又忐忑不安。孕4周时，有些孕妇还不知道自己处于妊娠期。意外怀孕的女性会不知所措、紧张恐惧，会纠结"我要这个孩子吗"，计划怀孕的女性会沉浸在"我要做妈妈了"的喜悦之中，但常常伴随着忐忑不安，担心胎儿是否能健康成长，担心妊娠反应，担心怀孕对工作、生活的影响等。

孕早期的情绪波动往往随着妊娠反应出现。由于激素水平的变化，怀孕后的女性出现倦怠嗜睡、食欲不振、消化不良等，从孕6~8周开始，孕妇出现恶心、呕吐，"害喜"严重。在这个阶段，孕妇的内心体验是

## 第十四章　孕产期各阶段的心理特点

矛盾的，既高兴又难受，情绪稳定性差，可能出现"早孕抑郁"。她们对家人的依赖性增强，往往需要更多的关注和支持。怀孕影响了孕妇的工作和生活，使她们的角色发生转变，不像怀孕前那么自由，而是要面临更多的责任和义务。孕妇的焦虑症状明显，注意力由外部转向自身，常常担心自己能否坚持住，胸口烧灼感是一种常见的现象。

大多数孕妇在孕早期坚持工作，要做好工作安排，不能太劳累，保持良好的人际关系，充分休息，作息规律，避免剧烈运动，防止流产。孕妇应认识到早孕反应不可怕，保持心情愉快，遇到困难的情境，学会放松，转移注意力，进行适当的运动如散步，还可以通过听音乐来缓解压力。音乐胎教能给胎儿适当的听觉刺激，也可以激发孕妇愉快的情绪。

### 二、孕中期心理特点

孕中期是指孕 13~27 周的这段时期。随着妊娠的继续进行，孕妇的情绪有了新的变化。孕早期出现的不适症状逐渐减轻，早孕反应消失，食欲和睡眠逐渐恢复正常，孕妇的心情放松了很多。对怀孕失败的担心减少，同时胎动的出现使孕妇感到胎儿的真实存在，因此孕妇更多的是幸福和踏实的感觉。一般认为，孕中期孕妇的心理状态比较稳定，多数孕妇在这一时期表现为友善、宽容、富有同情心，关心他人，对生活充满希望。由于胎动出现，孕妇和胎儿开始互动，可以给胎儿听音乐、讲故事，胎教是母子关系的开始。

在这一阶段，孕妇的形体改变较大，可能出现自信心不足，由于行动不便和身体不适，可能会引发焦虑，对丈夫及家人的依赖性增加，对胎儿的进一步发育和成长担忧。

由于身体变化较大，孕妇可能会出现双腿水肿、便秘、疼痛、疲劳及失眠、多梦等症状。此时要注意睡眠姿势，选择舒适的床上用品，保持心情放松，白天适当的体育锻炼，保持作息时间规律，养成良好的睡眠习惯。

### 三、孕晚期心理特点

孕晚期是指孕28~40周的这段时期。平静的孕中期过后，随着预产期的临近，孕妇既满怀希望，又充满了焦虑和恐惧。此时，孕妇的注意力都在胎儿身上，她们为胎儿的健康担心，期盼孩子早点降临，同时又因为不了解而对分娩过程感到恐惧，担心分娩疼痛，害怕分娩不顺利。在这一时期，孕妇的压力增大，焦虑紧张明显，严重者会出现产前抑郁。

在这一时期，孕妇经常出现心悸、气短、疲惫等症状，有明显的妊娠纹，体形变化及行动不便加重，她们觉得自己笨拙、丑陋，需要丈夫及家人的鼓励和关爱。由于对胎儿健康及分娩的担心，以及子宫增大等原因，导致失眠多梦，进一步加重孕妇的焦虑、紧张和烦躁。

为了减轻对分娩的恐惧，孕妇应学习分娩的知识，了解早产和临产的征兆，做好产前准备。如对分娩的时间要正确认识，比预产期提前两周或推迟两周分娩均属正常。对分娩的方式要有心理准备，对分娩过程中可能遇到的困难和应对措施要有充分的了解。孕妇常为选择自然分娩还是剖宫产而纠结，应了解不同分娩方式各有优势和不足，要结合自身特点来选择，不能一概而论。

## 第三节 产后心理特点

产褥期女性首先面临很多生理问题，如疲劳、会阴或腹部伤口的疼痛、背痛、排尿困难以及便秘等，睡眠障碍在孕晚期及产后常见，这些生理不适是造成烦躁、易怒和抑郁的原因之一。

面对新生儿，多数产妇感到快乐、幸福和满足，能够很好地照顾新生儿，建立亲密的母婴关系。部分产妇不能适应新生儿的出现，担心孩子不能健康成长，担心自己不能照顾好孩子以及自己的身体不能恢复等，

## 第十四章 孕产期各阶段的心理特点

出现抑郁情绪。有些产妇在产后第 1 周出现轻度的焦虑抑郁症状，2 周内消失，属于正常现象。10%~15% 的产妇会出现产后抑郁症状，多在产后 1 周至 1 年发生，表现为情绪低落、哭泣、兴趣减退、自责自罪、烦躁易怒、疲劳，注意力不集中、记忆力差、食欲减退，以及失眠等，严重者有消极厌世的想法和自杀行为。如果出现类似症状，一定要及时就医。

要重视产褥期的心理保健，对既往有抑郁病史或出现抑郁情绪的产妇要特别留意，要及时发现并识别，并予以适当的处理。鼓励产妇及早恢复运动，向家人及朋友倾诉，寻求社会支持，珍惜睡眠机会，学习自我心理调节，增强信心，战胜抑郁。

（杨肖嫦　廖英桃　陶炯）

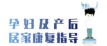

# 第十五章 孕产期常见的心理问题及调适

## 第一节 睡眠障碍

睡眠障碍可以出现在孕产期的全过程。在孕早期，孕妇常常出现睡眠过多的情况，而在孕后期及产褥期，常常出现入睡困难、易醒、多梦，孕中期的睡眠问题相对少一些。

### 一、睡眠障碍的原因

大多数孕妇认为她们的睡眠情况是不正常的。在孕早期，可能由于黄体酮的影响，导致睡眠过多，一般无须处理，会逐渐消失。孕晚期的睡眠问题以失眠为主，往往与怀孕引起的生理改变有关。由于胎儿的增长，腹部膨隆，选择一个舒适的睡眠体位是很困难的。增大的胎儿压迫膀胱，引起尿频，导致孕妇夜间频繁起床去洗手间，降低睡眠质量。怀孕引起的疲劳、心慌、疼痛等生理问题会影响睡眠。除此以外，心理压力、焦虑、恐惧和抑郁等心理问题也会引起入睡困难和早醒；产后由于婴儿的睡眠不规律，导致产妇睡眠紊乱，在产后第1个月尤其明显。如果孕妇在孕前已有睡眠问题，孕产期的睡眠障碍将会更加复杂。

### 二、失眠的表现

睡眠障碍最常见的形式是失眠。失眠包括难以入睡、睡眠不深、易醒、多梦、早醒、醒后难再入睡、晨起不适、疲乏或白天困倦。失眠可加重患者的焦虑和抑郁,并导致精神活动效率下降,妨碍社会功能。入睡困难指入睡时间超过 30 分钟,早醒指比平时正常的觉醒时间提前 30 分钟,睡眠不深、易醒指整夜觉醒 2 次以上、每次至少 5 分钟或者整夜觉醒时间大于 40 分钟。按发生时间长短,失眠类型如下:一过性失眠,指偶尔失眠;短期失眠,指几周到数月的失眠,一般不超过半年;慢性失眠,指半年以上的经常性失眠。抑郁伴发的失眠要特别重视,因为抑郁有自杀风险,而失眠会加重自杀风险,抑郁自杀也常常发生在早醒的清晨。

## 三、睡眠障碍的评估

匹兹堡睡眠质量指数(PSQI)适用于睡眠障碍患者评价睡眠质量,同时也适用于一般人睡眠质量的评估。

## 四、失眠的调节

### 1. 养成良好的睡眠习惯

保持规律的作息时间,不要在非睡眠的时间上床。睡前避免大脑兴奋,可以洗个温水澡,听一些舒缓的轻音乐,喝杯热牛奶。白天适当的体育运动,但不要在睡前剧烈运动。良好的睡眠环境也直接影响睡眠的质量。

### 2. 正确认识失眠,保持放松

不要夸大失眠的危害,而把失眠当作不治之症。有的人在清晨就开始担心夜间睡不着,产生预期性焦虑,就更会睡不着。失眠是可以改善的。放松心情,即使暂时难以入睡,能够闭目养神、保持心情平和,就会减轻失眠带来的影响。

### 3. 家庭支持

在处理睡眠障碍的过程中,孕妇的家庭支持十分重要。丈夫和家人的关爱、鼓励与支持,能减轻孕妇的负担和压力。在产褥期,有家人分担照顾婴儿的任务，孕妇可能会睡得更好。

**4.专业的心理咨询和治疗**

对引起失眠的情绪问题应求助于医院或专业的心理机构，采取有针对性的心理治疗，如认知行为治疗、森田治疗、音乐治疗或生物反馈等。

**5.药物治疗**

药物治疗不是首选，但严重的失眠或抑郁可能需要药物治疗。部分精神药物有导致胎儿畸形的风险，尤其在孕前和孕早期服药。在孕晚期服药也可能导致出生后的婴儿出现停药综合征。需要服药时，一定要遵照医嘱，不能自行服用。

# 第二节　产后抑郁

产后抑郁通常是指在产后第2周至第3周开始出现的抑郁症状，有的产妇在产后几个月至1年才出现，以情绪低落、兴趣减退、精力缺乏等症状为主要表现，严重者有自杀倾向，甚至出现扩大性自杀，必须引起重视。

## 一、产后抑郁的原因

产后抑郁的发生与心理生理社会因素有关。孕妇在分娩后激素水平和内分泌的变化、高龄、既往有抑郁病史和产时并发症等，是产后抑郁发生的危险因素。心理社会因素包括负性生活事件、婴儿生病、社会支持较少、经济压力、分娩前焦虑恐惧以及夫妻关系和家庭关系不和谐等。

## 二、产后抑郁的表现

有50%以上的产妇在产后1周内出现轻微的情绪波动，表现为轻度悲伤、容易落泪、紧张、烦躁、失眠及胃口不好，这些症状并不严重，不会造成明显社会功能的障碍。一般在1~2周逐渐消失，无须特殊处理。

## 第十五章 孕产期常见的心理问题及调适

如果症状持续 2 周以上，则需要进一步评估。

典型的产后抑郁症通常在产后第 2 周至第 3 周开始出现，有的在产后几个月至 1 年才出现，主要症状为情绪低落或兴趣缺乏，可能还会出现体重下降、睡眠障碍疲乏、精神运动性兴奋或迟滞、自责自罪、大脑迟钝、注意力不集中、自杀观念等。这些症状严重影响产妇的生活和社会功能，常见如下：

（1）抑郁心境：悲伤，苦闷，唉声叹气，常常哭泣。

（2）愉快感缺乏：高兴不起来，做事没有兴趣。

（3）疲劳感：大多数产妇均认为体虚，疲劳，精力不足，力不从心。

（4）思维或运动迟缓：言语缓慢或简单回答，思考问题迟钝，动作也很缓慢，记忆力下降。

（5）食欲减退：进食减少，体重减轻。

（6）睡眠障碍：常有入睡困难，或早醒，醒后很难再入睡。

（7）躯体不适：常有头痛、乏力、便秘、恶心呕吐、口干口苦等。

（8）激越：焦躁不安、紧张、走来走去等。

（9）性欲减退：缺乏性的兴趣。

（10）自罪自责：常责怪自己，认为自己无用，认为自己不是称职的母亲。

（11）自杀观念：感到绝望和无助，想到自杀，以此来摆脱痛苦。

产后抑郁最危险的症状是自杀，一定要加以高度防范。有些特别严重的病例会出现扩大性自杀，即患者杀害婴儿或其他人，然后自杀。这类情况的发生率较低，一旦发现，必须立即住院，接受药物治疗。

【病例】患者，女性，41 岁，3 个月前在产后出现失眠、烦躁、心情低落。患者的大孩子已 16 岁，目前是二孩。孩子出生后黄疸不退，患者十分担心，整夜睡不着。家里的生活因孩子出生变得一团糟，患者也累病了，觉得小孩成了一个包袱，感到自己没有能力照顾他，经常自责、哭泣，有轻生的念头。诊断：抑郁发作。

## 三、产后抑郁的评估

产妇可以通过两个简单的问题来评估自己的情绪,如果确实发生这两个问题,建议向家人、心理咨询师或医生求助。

(1)过去1个月,是否常被情绪低落、忧郁或感觉未来没有希望所困扰?

(2)过去1个月,是否常对事物失去兴趣或高兴不起来?

也可使用爱丁堡产后抑郁量表(EPDS)(表15-1)进行自我评估。该标准包括10项内容,于产后6周进行调查。

表15-1 爱丁堡产后抑郁量表(EPDS)

1. 我开心,也能看到事物有趣的一面
(1)像以前一样——0分
(2)不如以前多——1分
(3)明显比以前少——2分
(4)完全不能——3分
2. 我对未来保持乐观态度
(1)像以前一样——0分
(2)不如以前——1分
(3)明显比以前少——2分
(4)完全不能——3分
3. 当事情出错时,我不必要地责备我自己
(1)大多数时候这样——3分
(2)有时候这样——2分
(3)很少这样——1分
(4)从不这样——0分
4. 我无缘无故感到焦虑和担心
(1)从来没有——0分
(2)偶尔这样——1分
(3)有时候这样——2分
(4)经常这样——3分
5. 我无缘无故感到惊慌和害怕

## 第十五章 孕产期常见的心理问题及调适

续表

（1）经常这样——3分
（2）有时候这样——2分
（3）偶尔这样——1分
（4）从来没有——0分

6. 事情发展到我无法应付的地步
（1）大多数时候都是——3分
（2）有时候会这样——2分
（3）很少这样——1分
（4）从不这样——0分

7. 我因心情不好而影响睡眠
（1）大多数时候这样——3分
（2）有时候这样——2分
（3）偶尔这样——1分
（4）从不这样——0分

8. 我感到难过和悲伤
（1）大多数时候这样——3分
（2）有时候这样——2分
（3）偶尔这样——1分
（4）从不这样——0分

9. 我因心情不好而哭泣
（1）大多数时候这样——3分
（2）有时候这样——2分
（3）偶尔这样——1分
（4）从不这样——0分

10. 我有伤害自己的想法
（1）经常这样——3分
（2）有时候这样——2分
（3）偶尔这样——1分
（4）从来没有——0分

计分方法：每项内容4级评分（0~3分），总分相加≥13分者可认为有产褥期抑郁症。

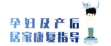

## 四、产后抑郁的治疗

**1. 药物治疗**

药物治疗非常重要。如果产妇出现消极厌世的情绪，有轻生企图或自杀未遂的行为，建议立即接受药物治疗，并和医生探讨是否停止哺乳。很多产妇排斥药物治疗，担心药物的副作用，害怕药物依赖，结果耽误了治疗时机，造成严重的后果。对于轻度的产后抑郁可以先不服药，采取心理行为治疗。

**2. 产后抑郁的情绪管理**

（1）首先要认识抑郁，了解抑郁的症状和原因。

（2）学习表达情绪，尝试寻找他人倾诉，鼓励宣泄。

（3）寻求家庭及社会支持。

（4）尽快适应母亲的角色。

（5）适当的运动和体重管理。

（6）良好的饮食习惯。

（7）尽可能有充足的睡眠。

（8）生活要充实，产假过后及早开始工作。

（9）心态要积极，增强自信，要面对问题而不是逃避问题。

（10）如果发现抑郁情绪逐渐加重，则需及时就医。

**3. 心理行为治疗**

求助专业的心理机构或医生，可以采取多种治疗方法如认知疗法、自信心训练、社交技巧训练和家庭治疗等。

（杨肖嫦　廖英桃　陶　炯）